介護にならない最強マニュアル

認知症と脳卒中は同時に予防できる

国際医療福祉大学臨床医学研究センター教授
山王メディカルセンター脳血管センター長
東京女子医科大学名誉教授

内山 真一郎 著

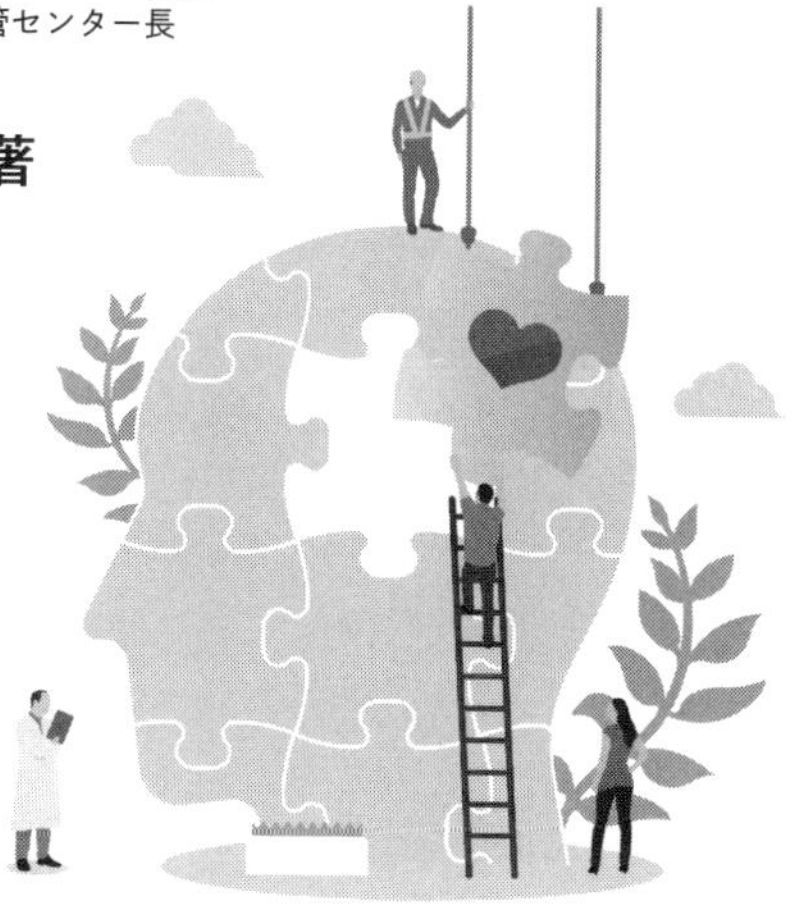

桜の花出版

はじめに

高齢者の増加と生活習慣病の蔓延《まんえん》により、認知症と脳卒中は増加し続けています。この2つの病気は、介護医療の対象となる病気の1位と2位を占めています。健康寿命を伸ばすためには、この2つの病気をいかに予防するかが鍵を握っています。

実は、認知症と脳卒中の危険因子はほとんど同じであり、これらの危険因子の多くは血管病の危険因子です。つまり、血管病の危険因子を是正《ぜせい》すれば、脳卒中のみならず認知症も同時に予防できるのです。

認知症は発症してしまうと有効な治療法はなく、進行を阻止《そし》することもきわめて困難です。脳卒中は発症すると、多くの患者さんでは手足の麻痺《まひ》や言語障害などの後遺症が残ってしまい、生涯にわたってご本人もご家族も苦しむことになります。認知症と脳卒中は何もないところから突然発症することはありません。発症するまでには長い道のりがあり、発症に至る背景には血管病の危険因子が潜《ひそ》んでいるのです。

高齢になるほど発症しやすい認知症と脳卒中の予防には、若年期から中年期にかけて危険因子の管理が必要です。また、最近は認知症と脳卒中の若年化が問題となっています。

若年で発症するほど、これらの病気に苦しむ年月が長くなりますので、若年性認知症や若年性脳卒中はより深刻な病気であるといえます。このように、認知症と脳卒中の予防は、若年者から高齢者に至るまで、すべての年代に共通の課題なのです。

認知症や脳卒中の予防については、おびただしい量の情報がメディアにあふれています。しかしながら、これらの情報のどれが信頼できてどれが信頼できないのかを判断するのは一般の方々にはとてもむずかしいと思います。実際、多くの情報は科学的根拠に乏しく無益なばかりか、予防医学の観点からみるとあきらかに有害でさえある情報も少なくありません。

本書の執筆にあたっては、正しい知識に基づいた認知症と脳卒中の予防法を幅広い年齢層の方々にお伝えするために、巷にあふれる風評を排除し、科学的根拠に基づいた内容を厳選し、難しい医学用語もかみ砕いて、わかりやすくお伝えすることを心掛けました。本書が多くの読者の認知症と脳卒中の予防にお役に立てることを願っています。

令和五年三月

内山真一郎

目次

第3章　認知症と脳卒中の要点

第4章　若年性認知症と若年性脳卒中

第5章　認知症と脳卒中の症状や検査

第6章　認知症と脳卒中の予防法

第7章　最新の知見

第1章

増え続ける認知症と脳卒中

世界でも類のないスピードで高齢化が進んでいる日本では認知症と脳卒中が増え続けています。認知症と脳卒中の危険因子は共通しており、これらの危険因子から神経血管ユニットを保護すれば認知症と脳卒中を同時に予防することができるのです。

健康寿命を延ばす最大の対策は認知症と脳卒中の予防

２０１７年に発表された厚生労働省の認知症施策《しさく》推進総合戦略（新オレンジプラン）によれば、すでに高齢者の４人に１人が認知症またはその予備群であり、今後高齢者の増加により認知症は２０１２年の４６２万人（７人に１人）から２０２５年には７００万人（５人に１人）に増加すると予想されています。認知機能は加齢とともに低下しますので、世界でも類のないスピードで高齢化が進んでいる日本では、このままだと爆発的に認知症患者が増加してしまうでしょう。

２０１７年に厚生労働省が発表した患者調査の概況《がいきょう》によれば、脳卒中の総患者数は１１１万５０００人となっており、死亡者数は10万９８８０人と報告されています。２０１９年の人口動態統計によると、死因としては癌、心臓病、老衰《ろうすい》に次いで第４位ですが、癌には多くの臓器が含まれ、心臓病には多くの病気が含まれる総数ですので、老

図 1. 要介護の原因疾患

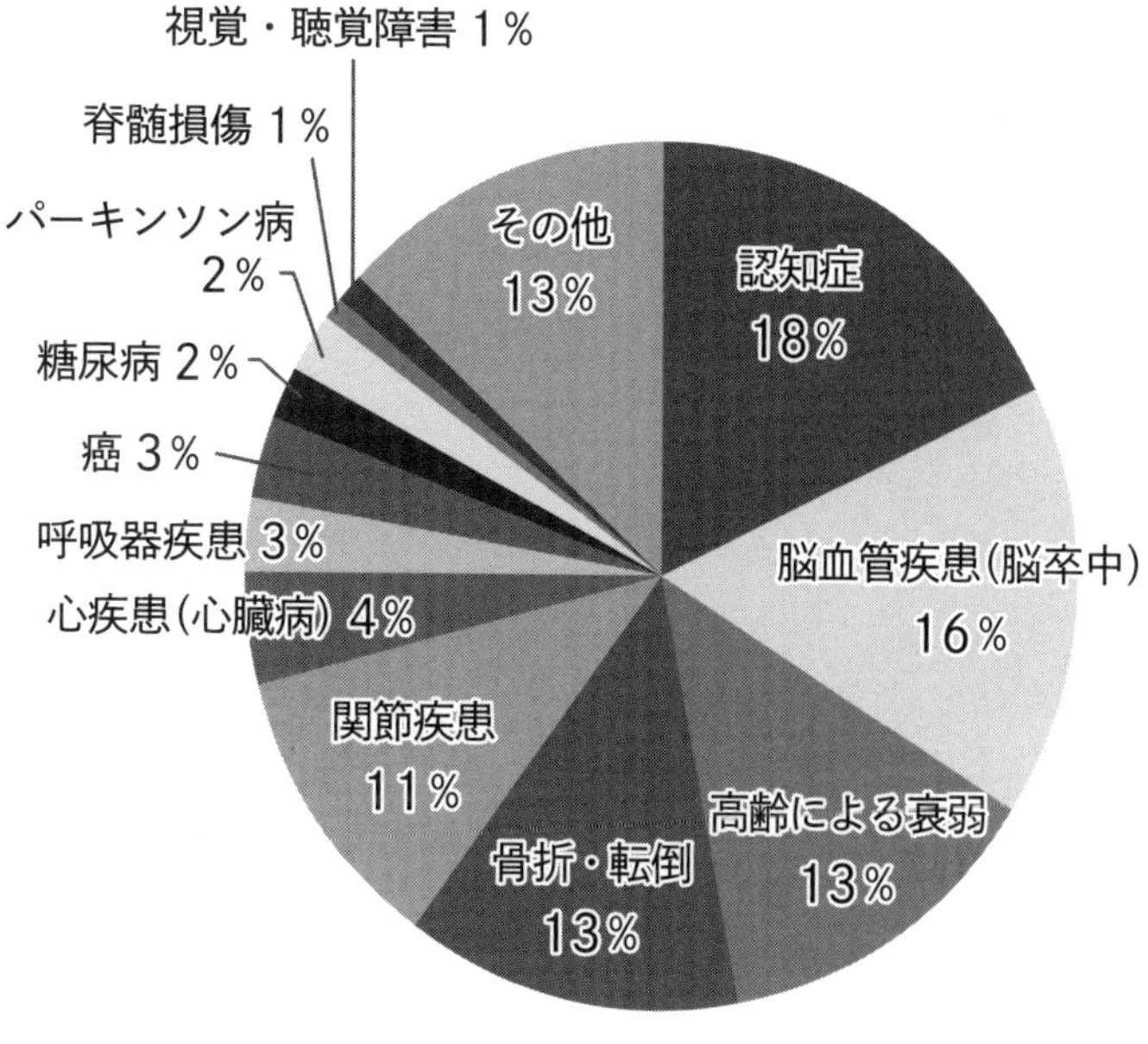

出典：厚生労働省「2019 年 国民生活基礎調査」

脳卒中と認知症を併せると、介護が必要になる原因の３分の１以上（34%）を占めています。

衰を除いて単一臓器の単一疾患としては脳卒中が最大の死因ということになります。世界的にみても、5人に1人は生涯のどこかで脳卒中を発症するといわれていますが、日本人は世界平均より多く、4人に1人は脳卒中を発症するといわれています。脳卒中の年間発症率についての全国調査のデータはありませんが、年間30万人近く発症していると推計されています。脳卒中は高齢になるほど発症しやすくなりますので、高齢者の増加により脳卒中患者は今後も増え続けると予測されています。

2019年の厚生労働省（厚労省）による国民生活基礎調査によれば、介護が必要になった原因の第1位は認知症で18％を占め、第2位は脳卒中で16％を占めています（図1）。つまり、脳卒中と認知症を併せると介護が必要になる原因の3分の1以上（34％）を占めていることになります。厚労省の公表によれば、2021年の平均寿命は男性が81歳、女性が87歳であり、日常生活に制限のない健康寿命は男性が73歳、女性が75歳です（図2）。すなわち、男性では8年、女性では12年もの間、介護を要する期間が続くことになります。したがって、健康寿命を延ばし、要介護期間を短くする最大の対策は認知症と脳卒中を予防することであるといえます。

図 2. 平均寿命と健康寿命

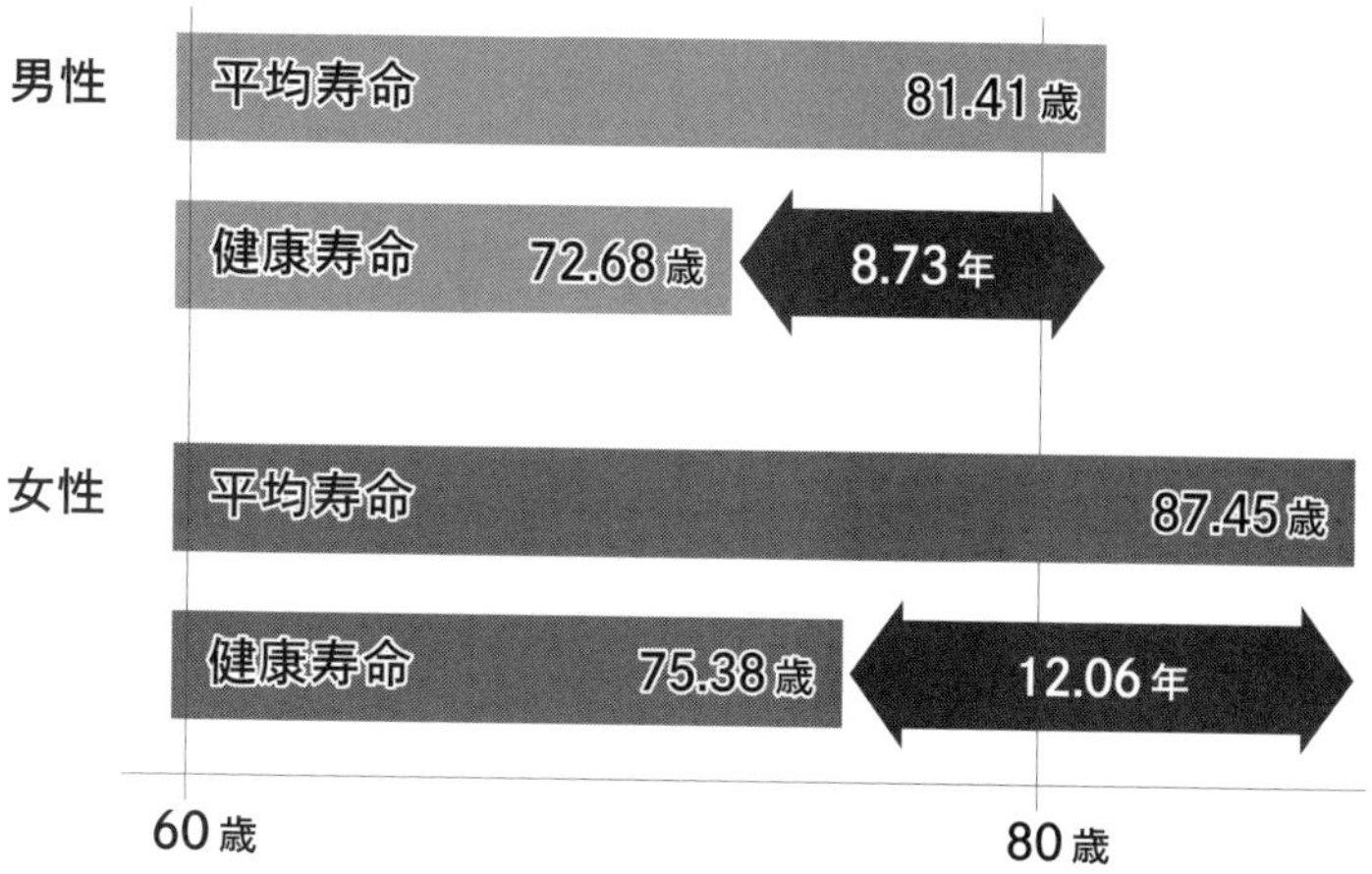

厚生労働省「第 16 回健康日本 21（第二次）推進専門委員会資料」（令和 3 年 12 月）

平均寿命と健康寿命の差を考えると、男性では 8.7 年、女性では 12 年もの間、介護を要する期間が続くことになるのです。

脳卒中の危険因子はすべて認知症の危険因子でもある

脳卒中の危険因子には是正できる危険因子と是正できない危険因子があります。是正できない危険因子としては、性、年齢、人種が挙げられます。是正できる危険因子には高血圧、糖尿病、脂質異常、喫煙、多量飲酒、心房細動《しんぼうさいどう》、メタボリック・シンドローム、慢性腎臓病が含まれます。これらはいずれも生活習慣病であり、生活習慣の改善により是正することができます。実は、これらの危険因子を含む脳卒中の危険因子はすべて認知症の危険因子でもあるのです。

脳卒中の危険因子をすべて是正すれば脳卒中の9割は予防できるといわれています（図3）。それと同時に、これらの危険因子を管理すれば認知症の多くも予防することができるのです。認知症でもっとも多いのはアルツハイマー病です。次に多いのは血管性認知症です。血管性認知症は脳卒中などの脳血管障害により起こる認知症ですので、脳卒中を予防することにより血管性認知症を予防することができるのは当然ですが、脳卒中と

図 3. 脳卒中の危険因子の人口寄与度

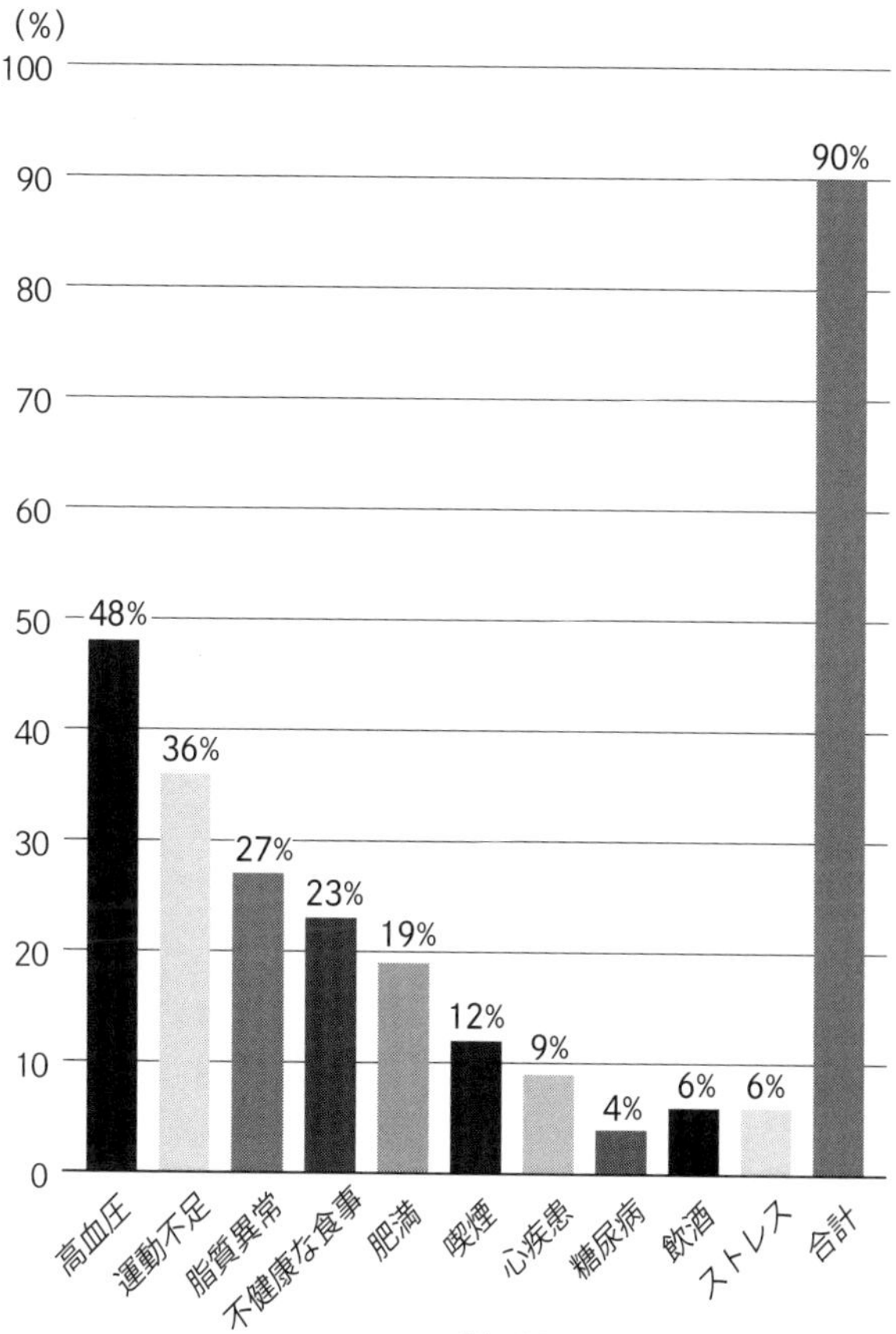

出典：INTERSTROKE Lancet 2016;388:761-775

この図に示された脳卒中の危険因子をすべて是正できれば、脳卒中の９割は予防できることになります。

は関係ないと思われているアルツハイマー病も脳血管障害と密接に関係していることが最近の研究によりわかってきたのです。

脳卒中とは脳血管の障害により片麻痺《へんまひ》（半身不随《はんしんふずい》）や言語障害（失語症や構音障害）などの症状が急に起こる病気ですが、これは氷山の一角です。その水面下には膨大《ぼうだい》な数の脳卒中予備群が存在し、この予備群には多くのアルツハイマー病の予備群が重複して存在しているのです。実際、アルツハイマー病の実に80％には脳血管障害が関与しているといわれていますし、その他のすべての認知症にも脳血管障害が関与しているのです。

アルツハイマー病は発症してしまうと治療法はありません。これまでに多くの治療法が開発され、研究されましたが、すべて失敗に終わっています。せいぜい一時的に進行を遅くする薬剤が使われているだけです。また、ワクチンなどによる予防法の開発も今のところすべて失敗しています。認知症を予防するには、これまでの発想を転換する必要があります。

脳卒中の危険因子を是正すれば、脳卒中とともに認知症も同時に予防することができるので、今からでも可能で確実な予防法を熟知し、実践することが重要です。実際、米国や英国では認知症（罹患率《りかんりつ》）がすでに減少しつつあり、生活習慣の是正や危険因子の

図 4. 65 歳以上の認知症の推定割合

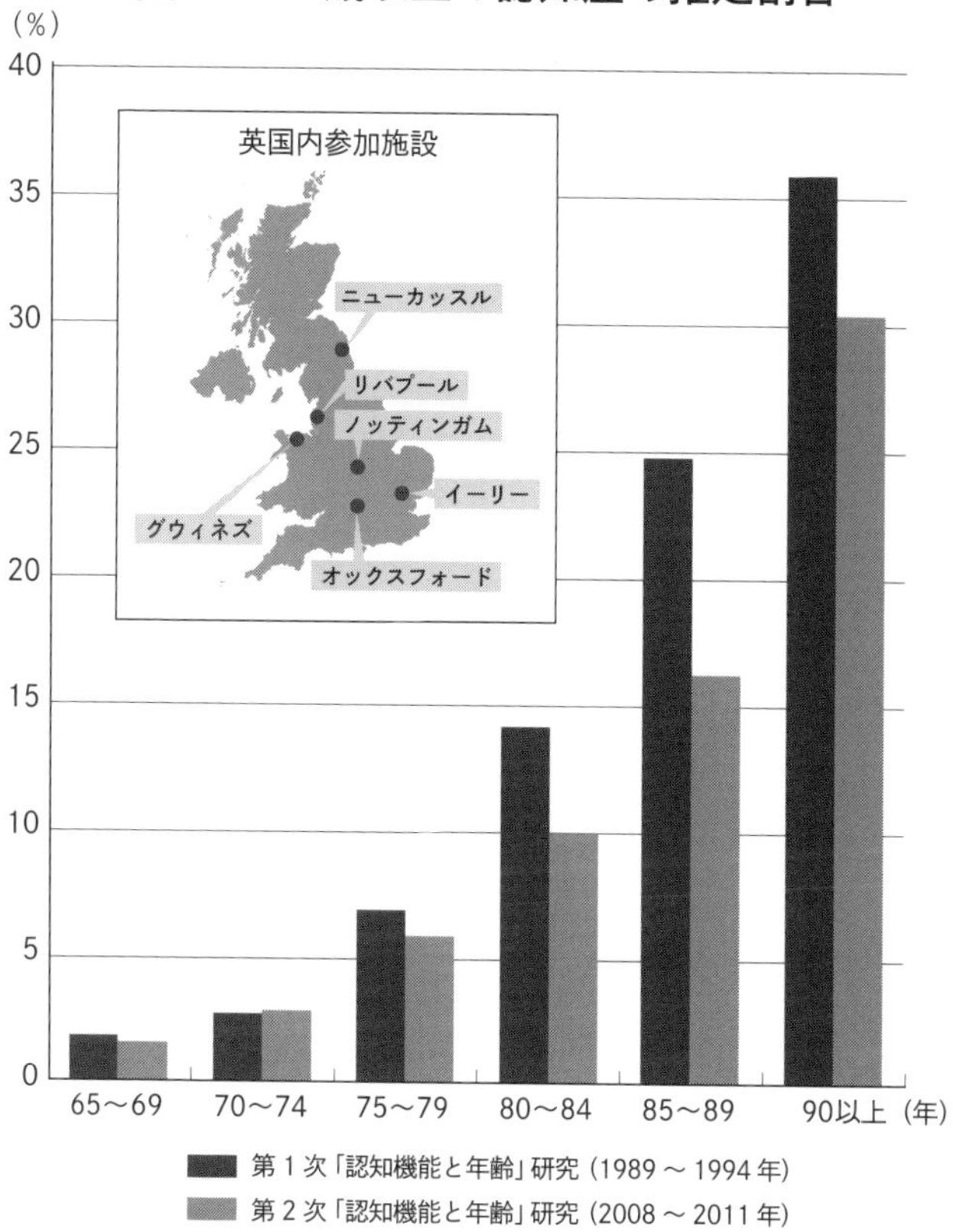

出典：Matthews FE.et al. Lancet 2013

英国の研究によれば、生活習慣の是正と危険因子の管理により20 年間で認知症の発症率が２〜３割減りました。

治療により、このような効果がもたらされていることが解明されているのです（図4）。

認知症は予防できるのです！　さあ、認知症になる前に今から予防法を実践しましょう。

神経血管ユニットを構成する脳細胞と脳血管は生死を共にしている

脳の神経細胞と脳の血管は神経血管ユニットといって、ぴったりくっついて対をなして一つの単位を構成しています（図5）。このことにより、神経細胞は血管から栄養を補給してもらい、老廃物を血管に排出して生き続けているのです。

ところが、血管の老化、すなわち動脈硬化が進むと、神経細胞への栄養の供給が途絶えたり、血管への老廃物の排泄ができなくなったりして、神経細胞は生きることができなくなり、死んでしまいます。その結果、生きている神経細胞の数が減って脳の働きが低下することが認知症の原因なのです。

図 5. 神経血管ユニット

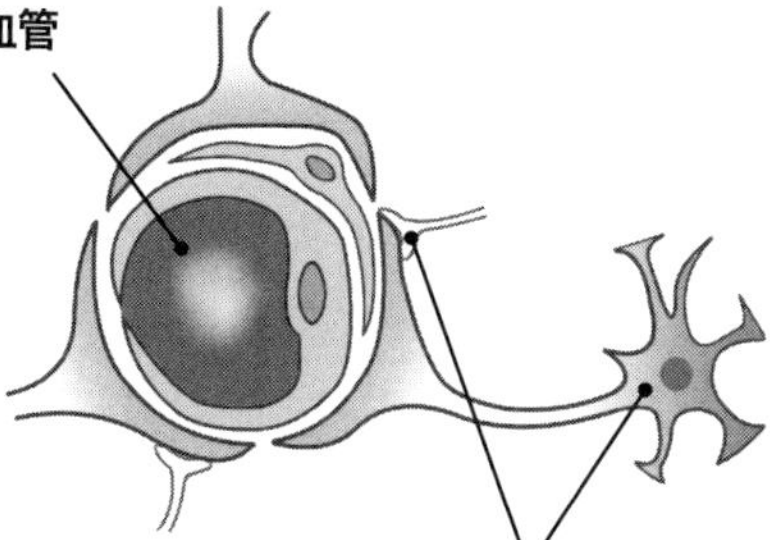

脳の神経細胞と脳の血管は神経血管ユニットといって、ぴったりくっついて対をなして一つの単位を構成しています。血管の老化、すなわち動脈硬化が進むと、神経細胞への栄養の供給が途絶えたり、血管への老廃物の排泄ができなくなったりして、神経細胞は生きることができなくなります。

これまでの認知症の治療薬の開発がすべて失敗に終わっているのは、神経細胞の変化にばかり注目して、神経細胞に栄養を供給し、神経細胞から老廃物を洗い流す血管の働きを無視していたからです。動脈硬化の原因は生活習慣病です。すなわち、よくない生活習慣の結果もたらされた動脈硬化が認知症の発症や進行につながることを理解する必要があるのです。

私が理事を務めていた世界脳卒中機構（ＷＳＯ）は、毎年10月29日を世界脳卒中デーと定めています。２０１４年に、私たちは「脳卒中と認知症は同時に予防できる」という世界脳卒中デー宣言を行いました。この宣言は翌年アメリカの脳卒中専門誌にも掲載されました。

重要な点は、脳卒中と認知症に共通する血管性危険因子である高血圧、糖尿病、脂質異常、肥満、心房細動を管理し、防御《ぼうぎょ》因子である教育・社会・身体活動を促進する必要があるということです。

第2章

認知症と脳卒中の早期発見法

認知症は長い潜伏期（軽度認知機能障害ＭＣＩ）があり、脳梗塞には、一過性脳虚血発作という前兆があります。認知症と脳卒中の初期症状や前兆を知り、最新の画像検査を活用して早期発見をめざしましょう。

認知症の早期発見法

認知症の初期症状

最近、物忘れしやすくなり、人の名前がすぐに出てこない、忘れ物や探し物が多くなったというようなことがあると、認知症ではないかと心配になられる方が多いと思います。本や雑誌やインターネットを調べると、日常生活に支障をきたすほどでなければ、加齢に伴う生理的な記憶力の減退なので、認知症ではなく心配要《い》らないと書いてあったり、病院を受診して主治医に相談しても同じようなことを言われ、多くの方は認知症ではなかったと安心したり、年のせいだから仕方ないかと納得されると思います。

確かに、その判断に誤りはありませんが、その時点では、という但《ただ》し書きが付くことに注意する必要があります。なぜならば、認知症は、ある日突然発症するわけではなく、長い年月を経《へ》て徐々に進行して、最後に認知症の状態に至るからです（図6）。すなわち、現在は認知症とはいえないということにすぎず、将来も認知症にならないという保証はできません。老年期に発症する認知症は中年期に長い潜伏期《せんぷくき》が存在するのです。

図6.アルツハイマー病の進行過程

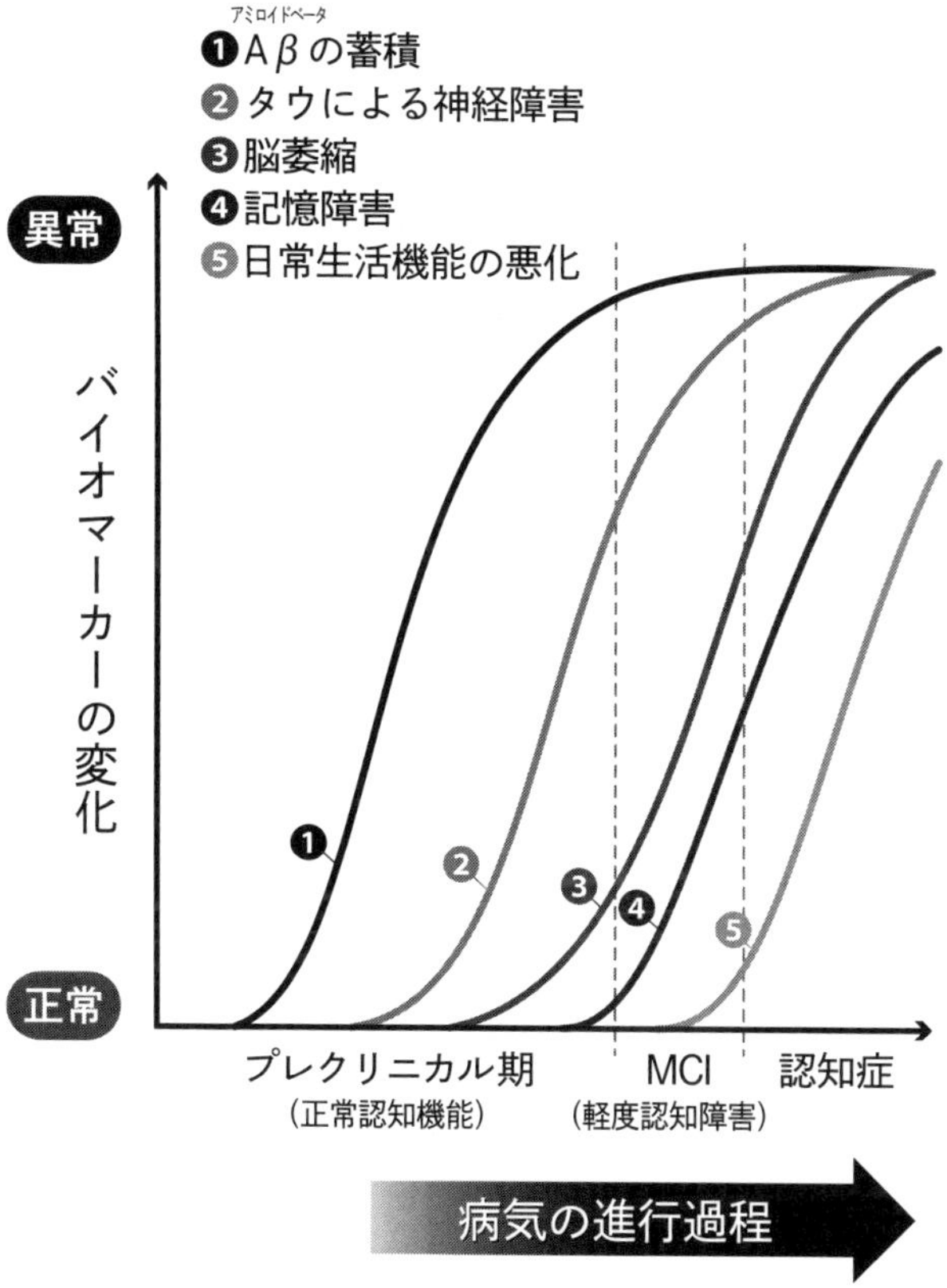

出典：Lancet Neurology 2010

認知症は、ある日突然発症するわけではなく、長い年月を経て徐々に進行して、最後に認知症の状態に至るのです。

認知機能検査

認知症になる前に、軽度認知機能障害（mild cognitive impairment、ＭＣＩ）という期間が存在します。ＭＣＩは、健常者と認知症の中間にあたるグレーゾーンの段階です。認知機能（記憶、決定、理由づけ、実行など）のうち1つ以上の機能に問題があるものの、日常生活には支障がない状態のことです。ＭＣＩは、認知障害の訴えが本人または家族から認められていても日常生活動作は正常であり、全般的な認知機能も正常ですが、年齢や教育レベルの影響のみでは説明できない記憶障害が存在するものの、認知症ではない状態と定義されています。

認知症か、ＭＣＩか、正常かを判断する目安になるのが簡易認知機能検査です。国際的に用いられているのがMini-Mental State Examination（ＭＭＳＥ）であり、日本で開発された改定長谷川式簡易知能評価スケール（ＨＤＳ-Ｒ）も用いられています。

ＭＭＳＥは、①時の見当識（正しく認識する機能のこと）、②場所の見当識、③単語の記銘（情報を覚え込むこと）、④注意と計算、⑤単語の遅延再生（時間が経ってから記憶

図7．MMSE（Mini-mental State Examination）

	質問内容	回答	得点
1(5点)	今年は何年ですか 今日は何曜日ですか 今の季節は何ですか 今日は何月何日ですか	年 曜日 月　日	
2(5点)	ここは、何県ですか ここは、何市ですか ここは、何病院ですか ここは、何階ですか ここは、何地方ですか（例：関東地方）	県 市 病院 階	
3(3点)	物品名３個（相互に無関係） 検者は物の名前を１秒間に１ずつ言う その後、被検者に繰り返される 正答１個につき１点を与える、３個すべてを言うまで繰り返す（6回まで） 何回繰り返したかを記せ　　回		
4(5点)	100から順に７を引く（5回まで） あるいは「フジノヤマ」を逆唱させる		
5(3点)	３で提示した物品名を再度復唱させる		
6(2点)	(時計を見せながら）これは何ですか (鉛筆を見せながら）これは何ですか		
7(1点)	次の文章を繰り返す 「みんなで　力を合わせて　綱を　引きます」		
8(3点)	(３段階の命令) 「右手にこの紙を持ってください」 「それを半分に折り畳んでください」 「机の上に置いてください」		
9(1点)	(次の文章を読んで、その指示に従ってください) 「眼を閉じなさい」		
10(1点)	(なにか文章を書いてください)		
11(1点)	(次の図形を書いてください) 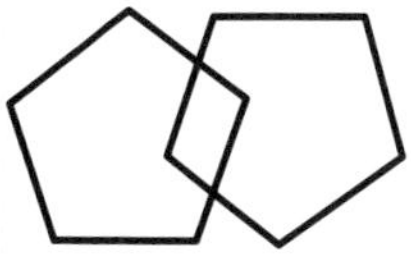	 得点合計	

を再生すること）、⑥物品呼称、⑦復唱（繰り返して読むこと）、⑧3段階命令、⑨読字、⑩書字、⑪構成（示された図を描画する）の11項目からなっています（図7）。

HDS-Rは、①年齢、②日時の見当識、③場所の見当識、④3単語の記銘、⑤計算、⑥数字の逆唱、⑦3単語の遅延再生、⑧5つの物品記銘、⑨語想起と流暢性《りゅうちょうせい》（知っている野菜の名前をできるだけ多く挙げる）からなっています（図8）。いずれも30点満点で、28点以上は正常、20点以下が認知症、21〜27点がMCIの目安になります。

画像検査

認知症の画像検査としては、MRI（磁気共鳴画像）、VSRAD（Voxel-based Specific Regional Analysis for Alzheimer Disease）、SPECT（単一光子放射断層画像）、アミロイド・タウPET（陽電子放出断層画像）などがあります。

MRIでは脳の萎縮《いしゅく》がわかります。アルツハイマー病の初期には脳に目立った萎縮はみられませんが、記憶に重要な側頭葉内側の海馬《かいば》という部位から萎縮が始まるのが特徴です（図9）。VSRADは、この海馬の萎縮を定量的に測定してアルツハイマー病の初

図８．改定長谷川式簡易知能評価スケール（HDS-R）

1	お歳はいくつですか？（2 年までの誤差は正解）		0　1
2	今日は何年の何月何日ですか？何曜日ですか？ (年月日、曜日が正解でそれぞれ 1 点ずつ)	年 月 日 曜日	0　1 0　1 0　1 0　1
3	私たちが今いるところはどこですか？ (自発的にでれば2点、５秒おいて家ですか？病院ですか？施設ですか？ の中から正しいものを選択すれば１点)		0　1　2
4	これから言う３つの言葉を言ってみてください。あとでまた聞きますのでよく覚えておいてください。 (以下の系列のいずれか 1 つで、採用した系列に○印をつけておく) 1:a) 桜　b) 猫　c) 電車　　2:a) 梅　b) 犬　c) 自動車		0　1 0　1 0　1
5	100 から７を順番に引いてください。(100-7 は？それからまた７を引くと？　と質問する。最初の答えが不正解の場合、打ち切る)	(93) (86)	0　1 0　1
6	私がこれから言う数字を逆から言ってください。 (6-8-2、3-5-2-9 を逆に言ってもらう、3 桁逆唱に失敗したら、打ち切る)	2-8-6 9-2-5-3	0　1 0　1
7	先ほど覚えてもらった言葉をもう一度言ってみてください。 (自発的に回答があれば各 2 点、もし回答がない場合以下のヒントを与え正解であれば 1 点　a) 植物　b) 動物　c) 乗り物		a:　0　1　2 b:　0　1　2 c:　0　1　2
8	これから５つの品物を見せます。それを隠しますので何があったか言ってください。 (時計、鍵、タバコ、ペン、硬貨など必ず相互に無関係なもの)		0　1　2 3　4　5
9	知っている野菜の名前をできるだけ多く言ってください。(答えた野菜の名前を右欄に記入する。 途中で詰まり、約 10 秒間待っても出ない場合にはそこで打ち切る) 0～5＝0点．6＝1点．7＝2点． 8＝3点．9＝4点．10＝5点		0　1　2 3　4　5
		合計得点	

期診断を行うための検査法です。ＳＰＥＣＴは脳の血流を調べる検査法であり、ＭＲＩで萎縮がみられなくても、認知機能に関係する特定の部位で血流が低下しているかどうかを調べることにより認知症を早期に発見することができます。

アミロイドＰＥＴやタウＰＥＴはアルツハイマー病で脳に沈着する物質を画像化する特殊検査であり、発症前診断も可能であるといわれていますが、まだ限られた施設でしか行えず、保険適用がなく、研究段階の検査法です。

脳卒中の早期発見法

一過性脳虚血発作は脳梗塞の前兆

よく患者さんから「脳卒中の前兆にはどんな症状があるのですか？」と尋ねられますが、脳卒中の前兆といえる唯一の症状は一過性脳虚血発作《いっかせいのうきょけつほっさ》（transient ischemic attack、ＴＩＡ）です。ＴＩＡは脳卒中の中の脳梗塞の前兆となる症状です（図10）。

ＴＩＡの症状は脳梗塞と同じで、ある日突然片麻痺や言語障害が起こります。片麻痺

図9．アルツハイマー病における海馬の萎縮

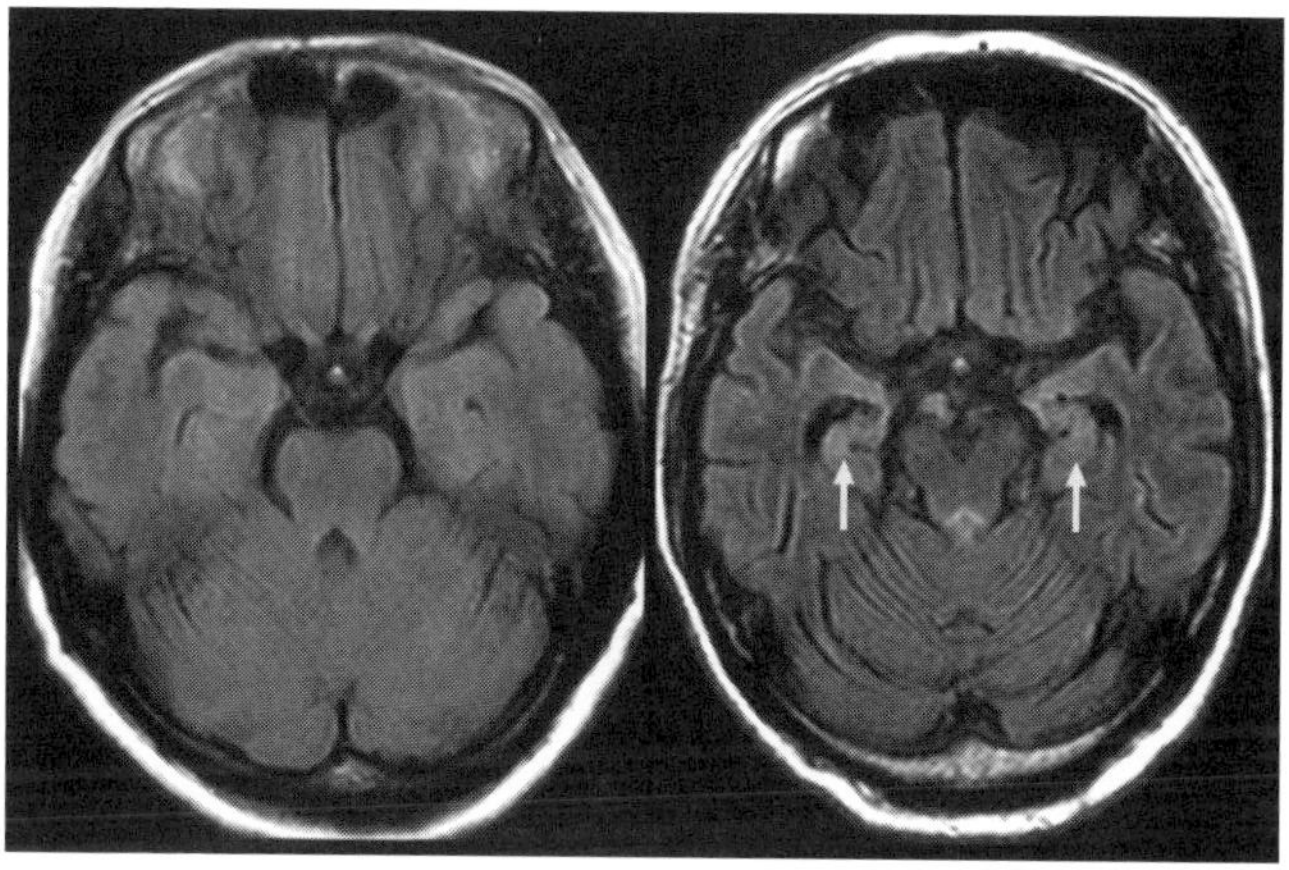

正 常　　　　　アルツハイマー病

アルツハイマー病は記憶に重要な側頭葉内側の海馬という部位から萎縮が始まります。右の写真では、矢印の部分（海馬）が、萎縮しています。

とは身体半身の左右どちらかの手足に力が入らなくなる症状です。言語障害には失語症と構音障害《こうおんしょうがい》があります。失語症には運動性失語と感覚性失語があります。運動性失語は突然しゃべろうと思った言葉が出なくなる症状であり、感覚性失語は突然他人の話していることが理解できなくなり、つじつまの合わない返答をしてしまう症状です。構音障害は、発話は可能ですが、言葉がもつれてロレツが回らなくなる症状です。

その他によくみられる症状は一過性黒内障《いっかせいこくないしょう》や半盲《はんもう》といった目の症状です。一過性黒内障は突然片方の目が見えなくなる症状です。半盲とは突然視野の左右どちらかの半分が見えなくなる症状であり、右目で見ても、左目で見ても、両目で見ても同じように視野の半分が見えなくなります。これらの目の症状は片麻痺や言語障害よりも誤診されやすく、脳神経内科ではなく、眼科に行ってしまう患者さんが多いので注意が必要です。

めまいのみではＴＩＡ（一過性脳虚血発作）と診断できません。実際多くのめまいは良性発作性頭位《りょうせいほっさせいとうい》めまいやメニエール病など耳鼻科疾患が原因ですが、手足の麻痺やしびれ、言語障害などの他の神経症状を伴っている場合にはＴＩＡと診断されます。また、危険因子のある中高年にめまいが起こったら、ＴＩＡと耳鼻科疾患の鑑別が必要になります。

図 10. 一過性脳虚血発作（TIA）

● **運動機能に関するもの**

体の左右どちらかが

力が入らない

動かせない

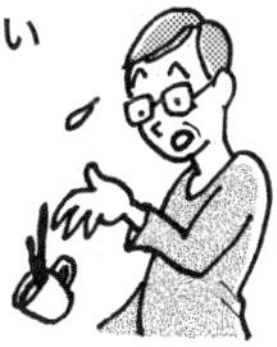

● **感覚機能に関するもの**

体の左右どちらかが

しびれる

感覚がない

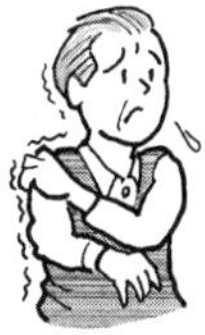

● **平衡感覚に関するもの**

突然のめまい

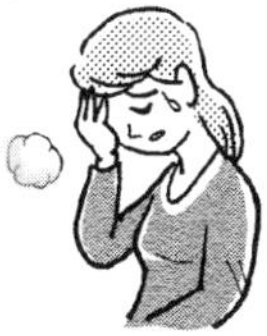

● **言葉に関するもの**

ろれつが回らない　言葉が出ない

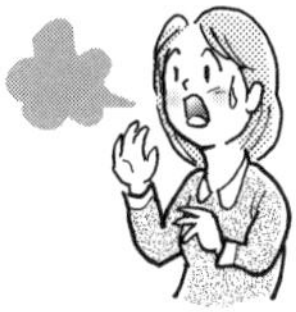

● **視覚に関するもの**

視野の半分が欠ける

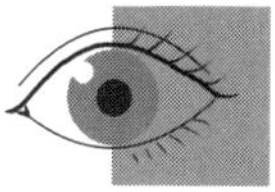

片方の目が見えない

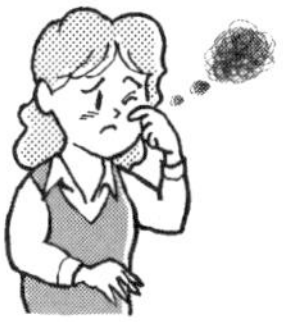

脳卒中の前兆といえる唯一の症状は、一過性脳虚血発作（transient ischemic attack、TIA）です。TIA の多くは数分から数十分で自然に症状が消失しますが、このような異常を感じたらなるべく早急に医療機関を受診しましょう。

ＴＩＡと脳梗塞の違いは症状の持続時間です。ＴＩＡは24時間以内に症状があとかたもなく消えてしまいますが、脳梗塞（虚血性脳卒中）は24時間以上経過しても症状が持続します。ＴＩＡは短時間（多くは数分から数十分）で症状がなくなるので、そのときはほっと一安心するかもしれませんが、非常に危険な兆候《ちょうこう》です。ＴＩＡを発症してから早い時期ほど、脳梗塞を起こす危険性が高いからです。

ＴＩＡを発症してから3か月以内に脳梗塞を発症する人は15～20％ですが、そのうちの半分は2週間以内に発症し、さらにそのうちの半分は48時間以内に脳梗塞を発症するのです。実際、ＴＩＡの患者さんにＭＲＩで脳を検査すると3割の人はすでに脳梗塞ができています。ＭＲＩで脳梗塞があるＴＩＡの患者さんは、たとえ24時間以内に症状が消えてもその後脳卒中発作を起こす危険性が特に高いことがわかっています。

ＴＩＡ（一過性脳虚血発作）の脳卒中早期発症のリスクを評価する指標に、ＡＢＣＤ^{2}スコアがあります（図11）。Ａは年齢（Age）が60歳以上で1点、Ｂは血圧（Blood pressure）が140/90mmHg以上で1点、Ｃ（Clinical feature）は臨床症状のことであり、片麻痺があれば2点、言語障害があれば1点、Ｄ^{2}とはＤが2つあるという意味であり、1つのＤは糖尿病（Diabetes）のことであり1点、もう1つのＤは症状の持続時間

図 11. ABCD^2 スコア

A：Age（年齢）>60 歳（1 点）

B：Blood pressure（血圧） > 140/90mmHg（1 点）

C：Clinical feature（臨床像）；
片麻痺（2 点）、言語障害（1 点）

D：Diabetes（糖尿病）（1 点）
Duration（症状の持続時間）；
（10 分以上 60 分未満 1 点、60 分以上 2 点）

出典：Lancet 2007

ABCD^2 スコアは、一過性脳虚血発作（TIA）の脳卒中早期発症のリスクを評価する指標です。4 点以上の場合には、TIA 発症後早期に脳梗塞を発症する危険性が非常に高いので、緊急入院する必要があるとされています。

（Duration）のことであり、10分以上ならば1点、60分以上ならば2点と計算され、その合計点がＡＢＣ^{2}Ｄスコアです。

４点以上の場合には、ＴＩＡ発症後早期に脳梗塞を発症する危険性が非常に高いので緊急入院する必要があるとされています。

脳出血とくも膜下出血に前兆はあるか？

脳出血には前兆がありませんが、脳出血の原因の大多数は高血圧ですので、血圧が高いほど脳出血を発症しやすくなり、血圧の値だけでなく、血圧が乱高下する場合にも脳出血の危険性が高くなります。高血圧自体には症状がありませんが、サイレントキラーと呼ばれるように、放置すると脳出血のような重大な病気を起こして命を落としかねません。

くも膜下出血も多くは前兆がなく、発症すると最初の発作で40％近くの人が命を落としてしまう恐ろしい病気ですが、動脈瘤がほんの少し破れて少量の出血を起こし、不快な頭痛が続くという症状がその後の本格的なくも膜下出血の前兆になることがあります。

図 12. ラクナ梗塞と大脳白質病変

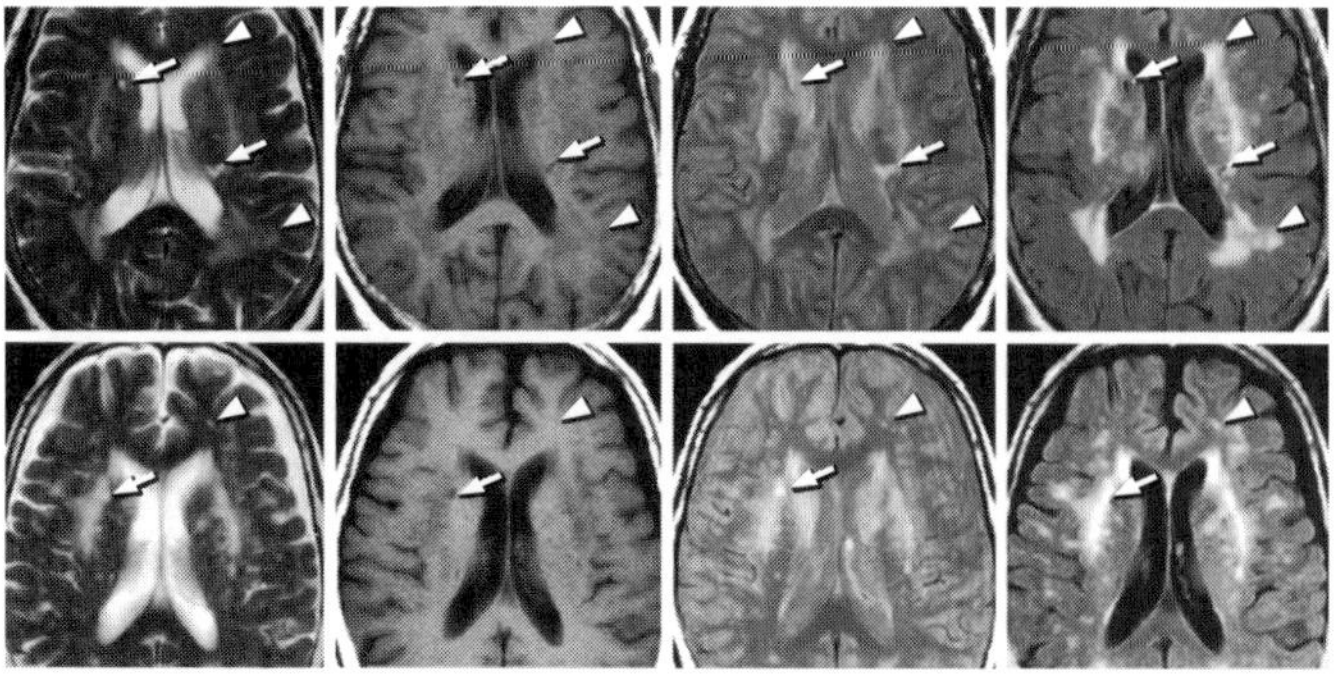

T2WI（T2 強調画像）　T1WI（T1 強調画像）　PDWI　FLAIR（フレアー）

出典：日本脳ドック学会　脳ドックのガイドライン 2008

上記、T2WI 、T1WI、PDWI、FLAIR は全て脳の MRI 画像ですが、各々撮影条件を変え、より病変を識別しやすくしたものです。

矢印:⇙ がラクナ梗塞、矢頭: △ が大脳白質病変です。

ラクナ梗塞は T1WI で低信号（黒）、大脳白質病変は FLAIR で最も明瞭な高信号（白）を示すことが特徴です。

いずれも専門医の高度な見立てが必要です。

画像検査で早期発見はできるか？

これらの脳血管障害の早期発見には、脳や血管の画像検査が大きな威力を発揮します。ＭＲＩで脳を検査すると、脳卒中を発症していなくても、小さな脳梗塞を発見することができます。このような脳梗塞を無症候性脳梗塞といいます。メディアでは「隠れ脳梗塞」と呼んでいます。無症候性脳梗塞の大多数はラクナ梗塞です（図12）。また、脳梗塞はなくても虚血性白質病変といって、脳の深いところに白い斑点がみられることもあります（図12）。このような白質病変が多発したり、点と点が融合してべっとりと広がったりすると、脳卒中を起こさなくても認知症の原因になります。

さらにＭＲＩでＴ*２（ティーツースター）画像という撮影を行うと、無症状の非常に小さな脳出血を発見できることがあります（図13）。このような微小出血がある人は脳出血を起こしやすいといえます。無症候性脳梗塞、虚血性白質病変、脳微小出血はいずれも穿通枝《せんつうし》と呼ばれる脳の深い部分を養っている細い血管の動脈硬化によって生じ、脳小血管病と総称され、血管性認知症の画像所見としても重要です。

脳の血管を調べる検査にはＭＲＡ（磁気共鳴血管撮影）があります。

図 13. MRI の T2* 画像でみられる脳微小出血

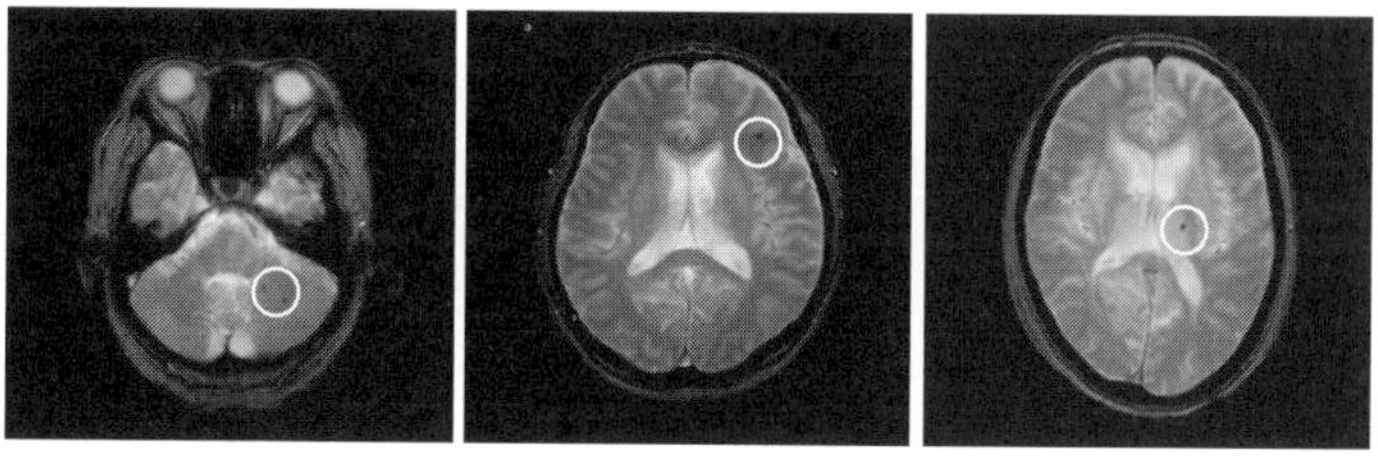

円形内にみられる黒い点が微小出血であり、小血管から血液が漏れ出た痕跡です。

ＭＲＡはＭＲＩと同時に検査することができ、動脈硬化により詰まりそうに狭くなっている血管（図14）や、くも膜下出血の原因になる動脈瘤（図15）を発症前に発見することができます。

また、頸動脈の超音波検査も重要な情報を提供してくれます。太い血管の動脈硬化による脳梗塞やＴＩＡは頸動脈《けいどうみゃく》病変が原因になることが多く、頸動脈超音波検査（頸動脈エコー）によりそれらの原因となる頸動脈狭窄《きょうさく》（頸動脈の内腔が狭い状態）や頸動脈プラーク（コレステロールなどがたまって内腔に向かって山のように盛り上がった状態）を発見することができます（図16）。

頸動脈狭窄が50％以上の場合（血管の直径が50％以下に狭まっている）には脳梗塞やＴＩＡを発症する危険性が高くなります。頸動脈プラークを覆《おお》っている被膜が破れると血栓ができて、その血栓《けっせん》が流れて脳の血管を詰まらせると脳梗塞やＴＩＡを起こします。破裂しやすい不安定なプラークがあると50％の狭窄がなくても危険性が高いといえます。プラークが不安定かどうかは頸動脈エコー所見（具体的には低輝度《ていきど》、潰瘍《かいよう》、可動性病変などの画像所見）やＭＲＩのプラークイメージングという検査で評価します。

図 14. 頭蓋内動脈狭窄の MRA 画像

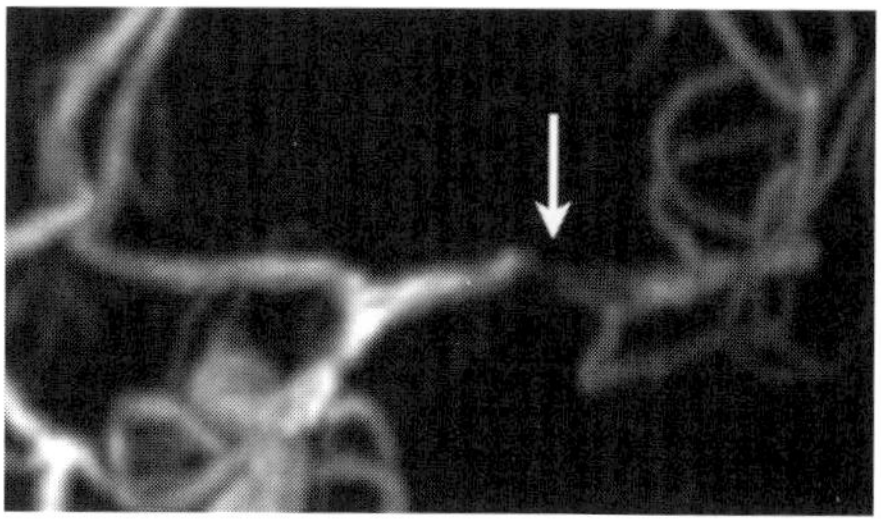

図 15. 脳動脈瘤の MRA 画像

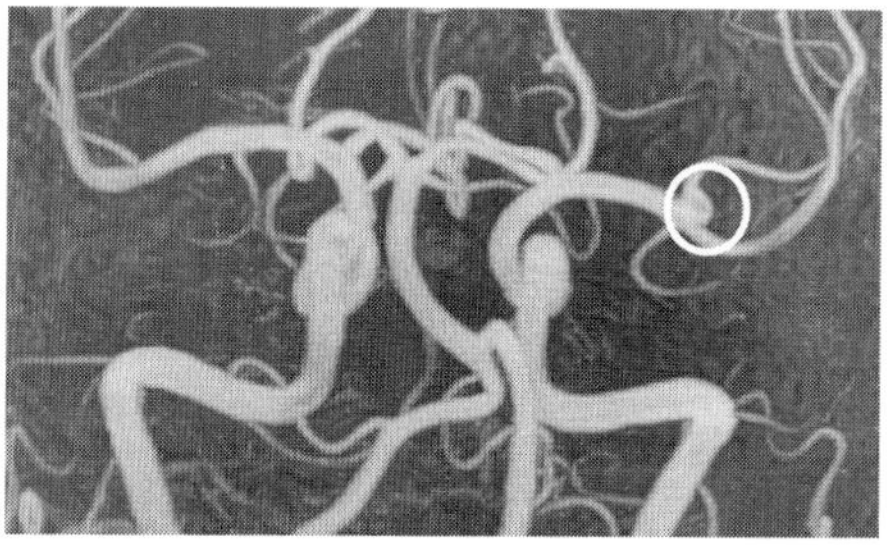

図 16. 頸動脈超音波検査による狭窄性プラークの画像

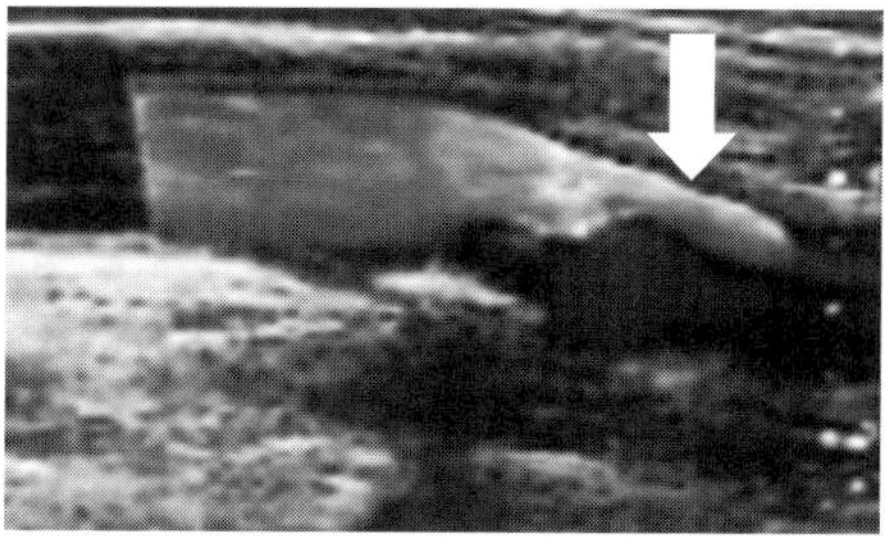

第3章 認知症と脳卒中の要点

認知症にはアルツハイマー型認知症、血管性認知症、レビー小体型認知症、前頭側頭型認知症などがあり、脳卒中には脳梗塞、脳出血、くも膜下出血があります。この章では、認知症と脳卒中の全体像を把握していただけるように、これらの疾患の要点を解説します。

認知症にはどんな種類があるか？

認知症で最も多いのはアルツハイマー病です（図17）。正式にはアルツハイマー型認知症といいます。次に多いのは血管性認知症です。この他に、レビー小体型認知症や前頭側頭型認知症などがあります。

アルツハイマー病

アルツハイマー型認知症（アルツハイマー病）は、脳にアミロイドβという蛋白物質がたまる病気です。なぜ、アミロイドがたまるのかにはいろいろな説がありますが、本当のところはまだよくわかっていません。原因が不明ですから、根本的な治療法がないのです。

脳全体にアミロイドがたまるので脳の認知機能が全般的に低下するのが特徴ですが、最初に現れる症状は記憶力の低下です。記憶を司っている側頭葉内側の海馬というところから脳萎縮が始まるのが特徴です。

図 17. 認知症の種類

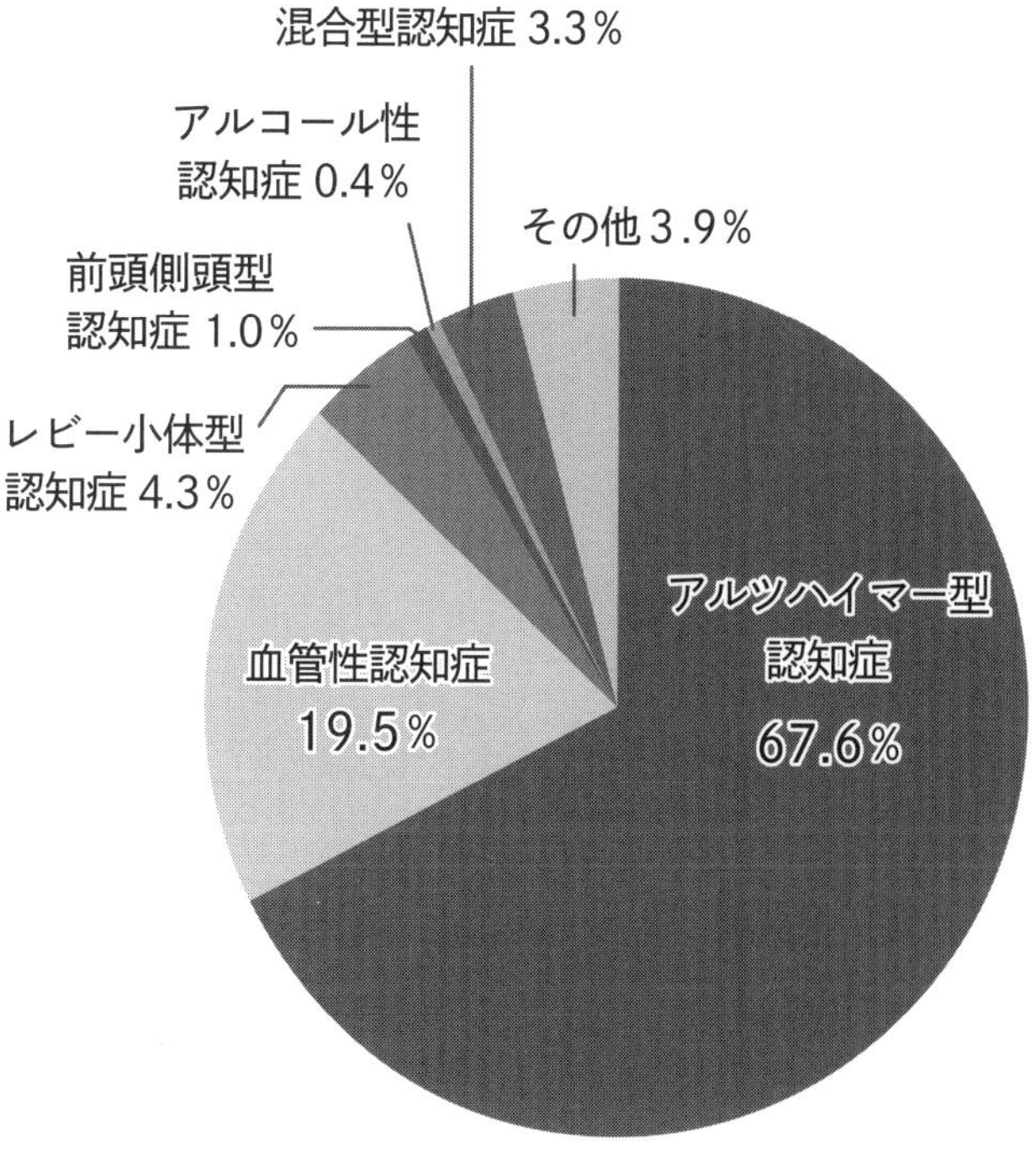

出典：「都市部における認知症有病率と認知症の生活機能障害への対応」（H25.5 報告）

認知症で最も多いのはアルツハイマー型認知症です。次に多いのは血管性認知症です。この他に、レビー小体型認知症や前頭側頭型認知症などがあります。

アルツハイマー病については、この後各章で詳しく説明します。

血管性認知症

アルツハイマー病の次に多い血管性認知症は、脳血管障害により起こりますので、アルツハイマー病と違い、原因ははっきりしているといえます。ただし、脳梗塞や脳出血のように脳卒中を起こしてから認知症が発症するとはかぎらず、脳卒中を発症しなくても脳の小さな血管の動脈硬化により小さな脳梗塞（無症候性脳梗塞）や白質病変（虚血性白質病変）を生じることによっても認知症が発症し、むしろ認知症の原因としては、これらの小血管病のほうが多いのです。小血管病は、アルツハイマー病に合併すると認知症を悪化させるばかりか、最近の研究によればアルツハイマー病の発症にも深くかかわっていることが明らかにされています。

レビー小体型認知症

レビー小体型認知症は、脳にアミロイドではなく、レビー小体と呼ばれる物質が出現する病気です。血管性認知症を除けば、アルツハイマー病の次に多い認知症であり、特に日本人には多いといわれています。レビー小体は、パーキンソン病という病気でも現れる物質です。実際、レビー小体型認知症では、パーキンソン病でみられる動作緩慢《かんまん》や歩行障害やふらつき・転倒が合併しやすい傾向があります。また、病初期または認知症の発症前から、レム睡眠行動異常といって、睡眠中の夢を見ているときに大声をあげたり、暴れたりする症状が現れることが多いのが特徴です。さらに、幻視やうつ症状がみられやすく、認知機能がよくなったり、悪くなったりします。

前頭側頭型認知症

前頭側頭型認知症は、アルツハイマー病やレビー小体病よりはまれな病気ですが、前頭葉や側頭葉が萎縮する病気で、以前はピック病と呼ばれていた病気が含まれます。脳にタウという物質やＴＤＰ‐43という物質がたまる病気であり、さまざまなタイプの病気が含まれ、一部は遺伝子の異常によって起こります。記憶の障害は軽度ですが、無表情になり、言葉数が少なくなり、社会性がなくなって、感情を抑えることができなくなるのが特徴です。

その他の認知症

その他の認知症には、進行性核上麻痺《しんこうせいかくじょうまひ》、大脳皮質基底核変性症《だいのうひしつきていかくへんせいしょう》、嗜銀顆粒性《しぎんかりゅうせい》認知症などがあります。

進行性核上麻痺は、垂直方向の眼球運動障害とパーキンソン症状が特徴であり、目を上下に動かすことができなくなり、パーキンソン病のように体が固くなって動きが鈍くなり、転びやすくなって、記憶障害、人格変化、感情障害などの精神症状をきたし、脳幹の中脳被蓋《ちゅうのうひがい》という部分が萎縮します。

大脳皮質基底核変性症は、認知機能障害の他、左右非対称の失行をはじめとする高次脳機能障害とパーキンソン様症状を示し、左右差のある大脳萎縮がみられます。

嗜銀顆粒性認知症は、脳に嗜銀顆粒《しぎんかりゅう》と呼ばれる物質が溜《た》まる認知症で、記憶障害のほかに頑固になったり、いらいらしたり、怒りっぽくなるなど性格変化がみられ、左右差のある側頭葉内側の萎縮がみられます。

これらの病気は脳にタウ蛋白が溜まることが共通しています。

脳卒中にはどんな種類があるか？

脳卒中の種類

脳卒中は、脳血管障害により突然、半身不随や言語障害などの脳症状が起こる病気の総称であり、脳梗塞、脳出血、くも膜下出血が含まれます（図18）。

脳梗塞は、脳の血管が詰まって脳の一部に血液が供給されなくなるために起こる病気です。脳出血は、脳の血管が破れて脳の中に出血し、血の塊が脳の一部を圧迫して起こる病気です。くも膜下出血は、脳の血管にできたこぶが破裂して頭蓋骨《ずがいこつ》と脳の間に出血し、脳を圧迫することにより起こる病気です。

日本では、脳梗塞（虚血性脳卒中）が脳卒中全体の4分の3を占め、脳出血とくも膜下出血（出血性脳卒中）が残りの4分の1を占めています。欧米では脳梗塞が脳卒中の9割を占めていますが、日本でも食生活の欧米化により脳梗塞の比率が高まっています。

脳梗塞の原因

脳梗塞は、主な病型として、アテローム血栓性脳梗塞、ラクナ梗塞、心原性脳塞栓症《しんげんせいのうそくせんしょう》の3種類があります（図19）。アテローム血栓性脳梗塞は脳の太い血管が動脈硬化で詰まる病気です。ラクナ梗塞は脳の深いところを養っている細い血管が動脈硬化により詰まって起こる小さな梗塞です。心原性脳塞栓症は、心臓病により心臓の中にできた血栓が脳の血管に流れて詰まることにより起こる脳梗塞ですが、心房細動という不整脈が原因の大半を占めています。

図 18. 脳卒中の病型

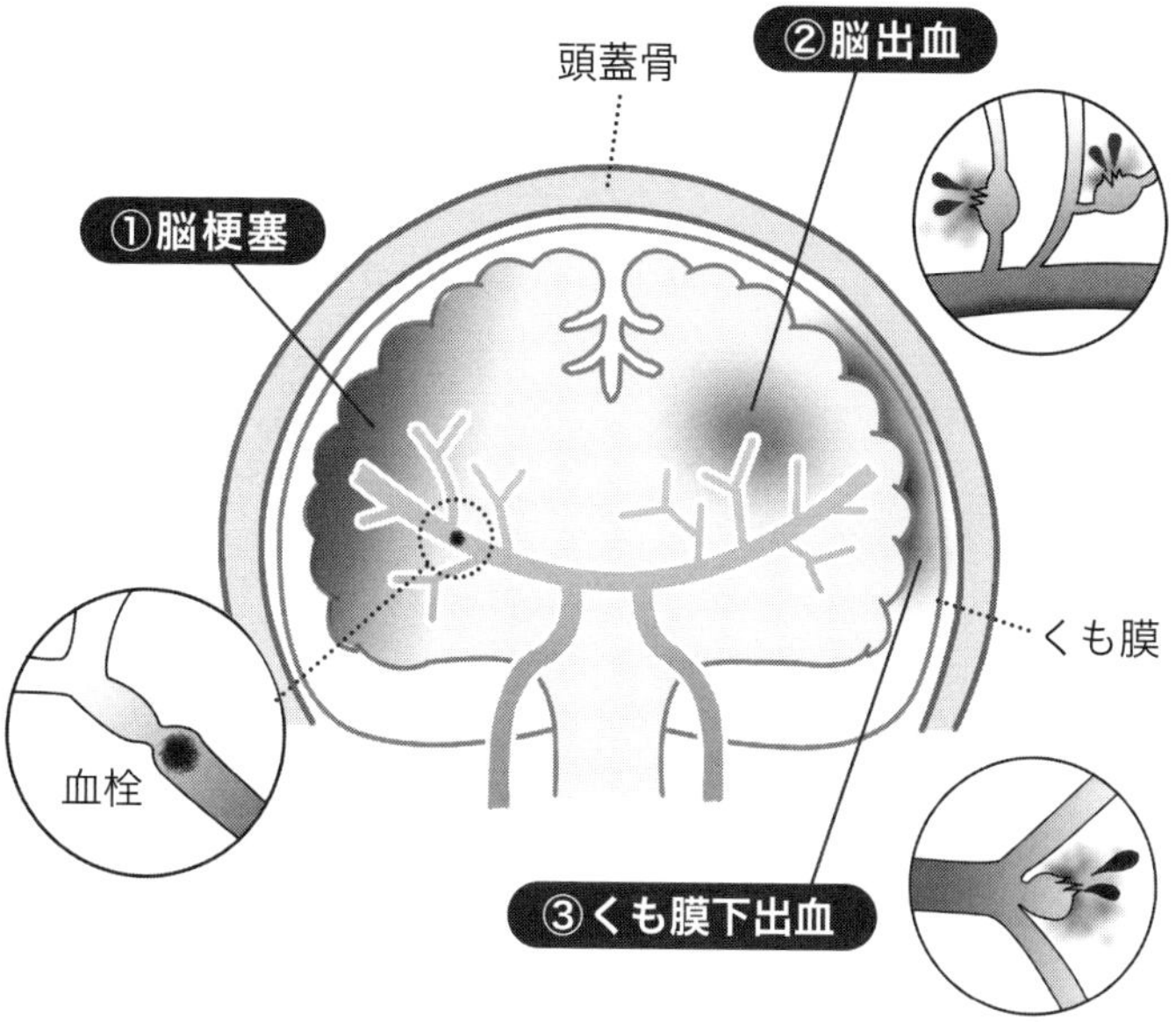

脳卒中は、脳血管障害により突然、半身不随や言語障害などの脳症状がおこる病気の総称です。
脳梗塞、脳出血、くも膜下出血があります。

脳出血の原因

脳出血の多くは高血圧によって起こることから、日本では高血圧性脳出血と呼ばれています。近年は血圧管理が進歩したことにより減少傾向にあります。

一方、脳梗塞や心筋梗塞の予防に血液をさらさらにする抗血小板薬《こうけっしょうばんやく》や抗凝固薬が多く使用されるようになり、これらの薬剤による脳出血が増加しています。

また、高齢者では高血圧がなくても、脳の血管にアミロイドが沈着して血管がもろくなって脳出血が多発するアミロイド血管症という病気が増えています。脳にアミロイドがたまるのがアルツハイマー病ですので、アミロイド血管症はアルツハイマー病の親戚のような病気です。実際この2つの病気はしばしば合併します。

成人のもやもや病は、脳出血を起こしやすいのが特徴です。まれですが、白血病、血友病、血小板減少症など血液の病気で出血しやすい人が脳出血を起こす場合もあります。脳腫瘍や脳血管の奇形から脳出血を起こす人もいます。

図 19. 脳梗塞の病型

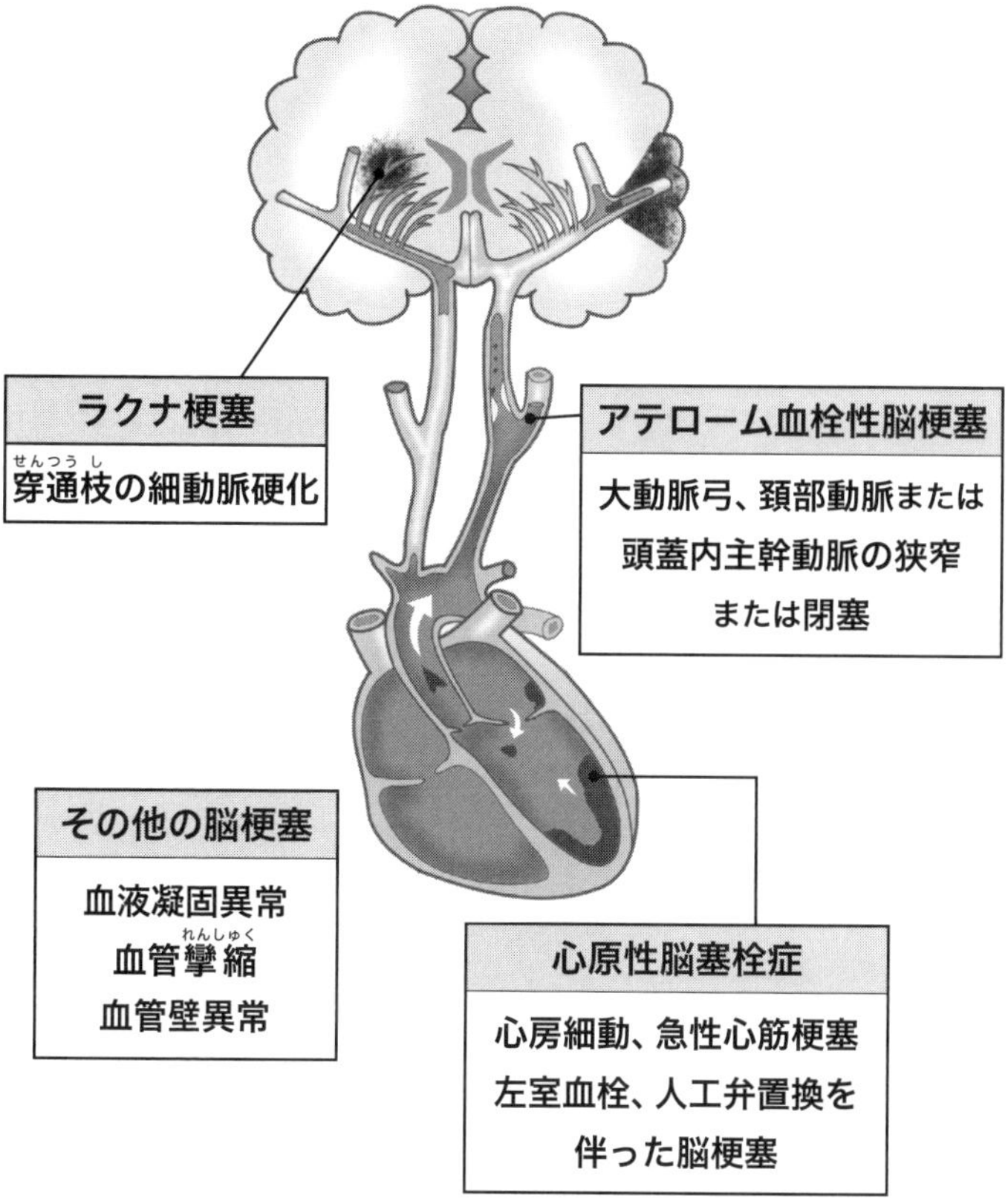

脳梗塞は、主な病型として、アテローム血栓性脳梗塞、ラクナ梗塞、心原性脳塞栓症の３種類があります。

くも膜下出血の原因

中高年に発症するくも膜下出血は大多数が脳動脈瘤の破裂により起こりますが、若年成人のくも膜下出血は主に脳動静脈奇形が原因です。脳動脈解離によって動脈瘤ができるとくも膜下出血の原因になる場合もあります。頭部外傷により脳出血やくも膜下出血を起こす人もいます。

第4章 若年性認知症と若年性脳卒中

若年性の認知症と脳卒中には特殊な原因が多く、症状にも特徴があり、近年増加傾向にあります。なお、若年性認知症は18歳から65歳未満に発症する認知症の総称です。

若年性認知症とは？

若年性認知症は、老年期認知症よりまれですが、老年期認知症とは違った特徴があり、特殊な原因も多く、進行が速い傾向がありますが、早期診断により予防や治療が可能な疾患も少なくありません。現役世代の疾患なので経済的問題が生じやすく、社会的な損失も大きいため、行政やソーシャルワーカーの介入も必要となります。

何歳までが若年性？

「若年性認知症」とは、40歳から65歳未満に発症する初老期認知症と18歳から39歳までに発症する若年期認知症の総称です。発症年齢だけで定義した分類なので原因や病理は多種多様です。

若年性認知症は老年期認知症よりまれな疾患ですが、それでも60歳未満の認知症は全国で約4万人近くいるといわれています。若年性認知症は老年期認知症と比べると、血管性認知症や前頭側頭型認知症が多いといえます（図20）。また、老年期認知症は男性よ

図 20. 若年性認知症の基礎疾患の内訳

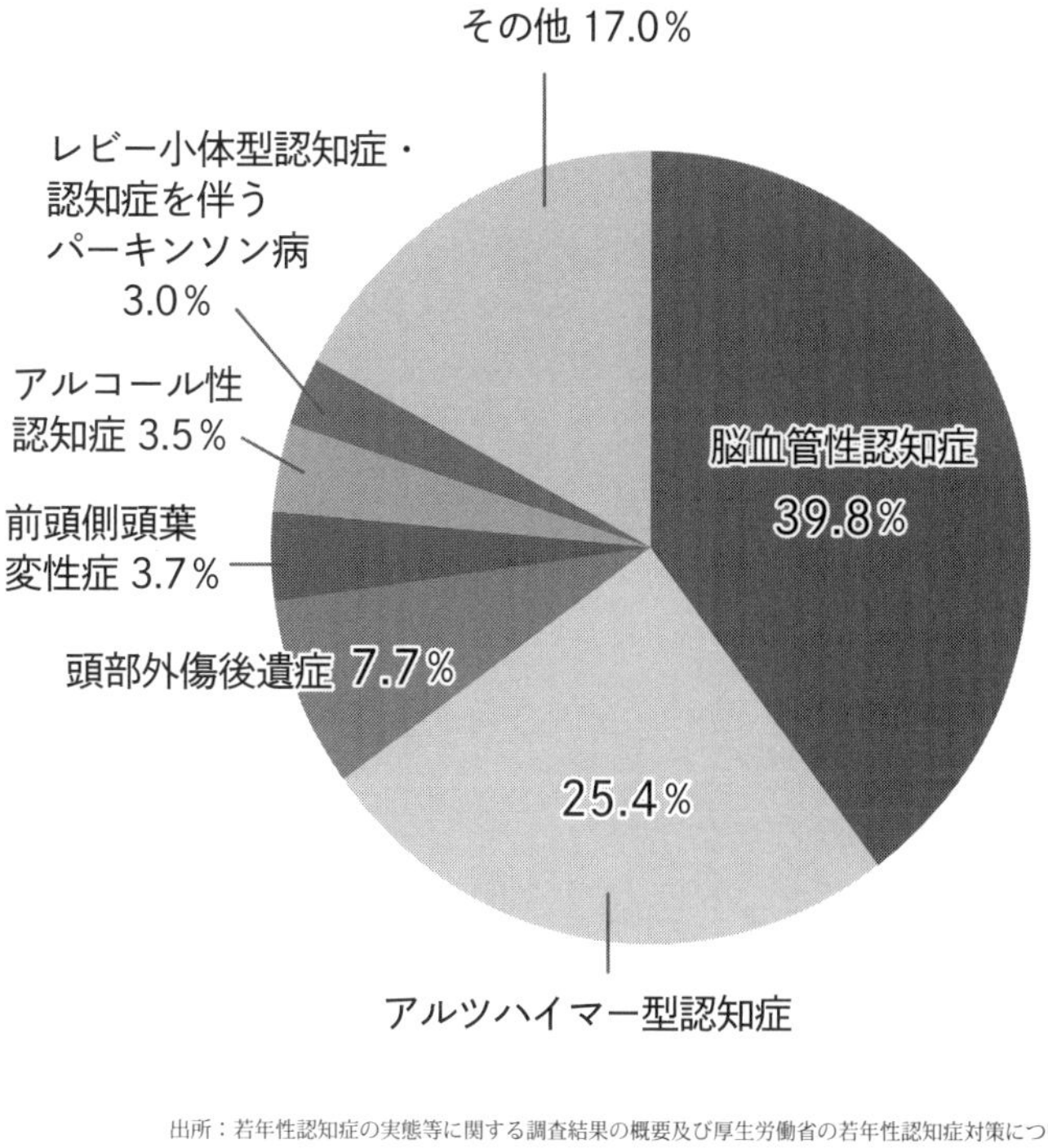

出所：若年性認知症の実態等に関する調査結果の概要及び厚生労働省の若年性認知症対策について

若年性認知症は老年期認知症と比べると、血管性認知症や前頭側頭型認知症が多いといえます。

り女性が多いのですが、若年性認知症は女性より男性が多いことが知られています。発症年齢は平均51・3歳で、約3割は50歳未満で発症しています。発症から診断がつくまでに時間がかかる場合が多いといわれています。

老年期認知症との違い

若年性認知症も老年期認知症と同じ症状を示しますが、高齢者の認知症と異なり、初発症状が物忘れではなく、性格変化のことが多く、うつ病や精神病と誤診されることがあります。

仕事上の失敗が多くなって周囲に気づかれることが多いのですが、記憶の障害は他の人にわからないように話を合わせたり、ごまかしたりするので、周囲は気づかないことも多く、年齢が若いので「物忘れ」とは思わず、「集中していなかったから」とか、「忙しかったから」などと取り違えてしまう傾向があります。

若年性認知症は、血管性認知症が多いので、生活習慣と深くかかわっており、多量の飲酒や喫煙が原因となり、薬物中毒も原因として重要です。若年性の血管性認知症の原因としては、当然ながら若年性脳卒中の原因疾患が多いといえます。若年性脳卒中の原因疾患については次の章を参照してください。突然記憶障害が発症する場合は血管性認知症が疑われますが、無症候性脳梗塞や大脳白質病変が徐々に増加する場合には認知症も徐々に進行します。

若年期認知症では、遺伝的素因に基づく家族性アルツハイマー病もまれにみられます。家族性アルツハイマー病は、両親、兄弟、おじ・おばなど3親等以内に複数の患者がいる場合に診断され、40〜50歳台で発症するケースも珍しくなく、もっと若年でも発症することがあります。家族性アルツハイマー病は、遺伝子の異常（遺伝子変異）により発症すると考えられており、プレセニリン1、プレセニリン2、アミロイド前駆体《ぜんくたい》蛋白（APP）という3種類の遺伝子の変異が多いことが明らかにされています。

若年性認知症の症状

若年性認知症の症状は基本的には老年期認知症の症状と同じです。中心となる症状は記憶障害、見当識障害、遂行《すいこう》機能障害です。

記憶障害としては、新しいことを覚えられない、起こったことを忘れてしまう、約束があったのを忘れてしまう、相手の名前、電話番号、口座番号が覚えられない、などの症状が起こることにより人間関係や金銭トラブルが多くなります。

見当識障害とは、時間、場所、人に対する見当がつけられなくなり、年月日が認識できなくなり、場所を間違えたり、道に迷ったりし、人の顔を忘れてしまうなどの症状により仕事や家庭など生活の様々な場面で支障をきたすようになります。

遂行機能障害とは、物事を計画的にこなしたり、順序立てて器具や機械を操作したりする能力が低下することであり、業務の遂行が困難となります。

また、若年性認知症は老年期認知症に比べて認知症の進行が速い傾向があります。

若年性認知症を発見するには、日常生活の中で次のようなエピソードがヒントになります。何度も同じことを尋ねる、相手の話がうまく理解できなくなったり話の説明が下手になったりする、道順や乗り降りする駅を間違えやすくなる、通帳・印鑑・財布などを紛失しやすくなる、鍵の閉め忘れやガスの消し忘れが多くなる、いつも同じ服を着るようになったり着方や脱ぎ方がおかしくなる、家電製品やパソコンの使い方がわからなくなる、世の中のできごとに関心がなくなり、新聞やテレビを見なくなる、風呂に入りたがらなくなる、好きだったことをしなくなる、外出したがらなくなる、などです。

若年性認知症は、社会的には現役世代であり、仕事が困難となり失職することがあり、家族の経済的な問題が生じやすくなります。医療支援としては、自立支援法による医療費の公費負担、介護保険の適用、精神保健福祉手帳の申請などがあり、早期診断とソーシャルワーカーへの相談が必要となります。

若年性脳卒中とは？

若年性脳卒中とは若年成人に生じる脳卒中のことですが、何歳未満を若年性とするかについては統一されておらず、40歳未満、45歳未満、50歳未満と、報告によりまちまちです。

脳卒中の最大の危険因子は加齢ですので、高齢になるほど脳卒中の発症率は高まりますが、世界各国の疫学調査で脳卒中、特に脳梗塞の若年化が指摘されています。脳梗塞の若年化は生活習慣病の若年化が深く関与していると考えられます。

飽食の時代にあって食生活の欧米化が進行し、特に糖尿病、脂質異常、肥満、メタボリック・シンドロームといった代謝性危険因子が若年者で増加していることが要因として指摘されています。一方、若年者では高齢者と異なる特殊な脳梗塞の原因が多いことも事実です。若年性脳梗塞の原因としては、片頭痛、動脈解離、卵円孔開存《らんえんこうかいぞん》、血液凝固異常、リポ蛋白（a）血症、ホモシスティン血症、もやもや病、血管炎、薬物中毒、女性ホルモン剤、遺伝性脳卒中などが挙げられます。次項以降で、詳しく説明します。

若年性脳卒中の原因

動脈硬化や心房細動で起こる高齢者と違い、若年で起こる脳梗塞には特殊な原因が潜んでいることが多いのが特徴です。私の外来にも原因不明の脳梗塞でご自分やご家族が相談されたり、他院から紹介されたりして来院する患者さんが少なくありません。その中でも比較的多くみられる病気を取り上げましたので、少し難しい内容も含んでいますが、予備知識として学んでおいてください。

血管攣縮

片頭痛は女性の３割に存在するほど非常にありふれた病気ですが、まれに脳卒中の原因になることがあります。

片頭痛は脳の血管が拡張する前にけいれんして収縮（攣縮《れんしゅく》）を起こすことのある病気ですが、強い収縮が長く続くと脳梗塞を併発することがあります。

片頭痛に脳梗塞を合併することはまれですが、片頭痛の患者数は非常に多いので、脳梗塞の原因としての片頭痛の総数は無視できません。実際、片頭痛の患者さんでは動脈硬化の危険因子がないのにＭＲＩで脳の白質（脳の深い部分）に白いぽつぽつ（虚血性白質病変）がしばしばみられます（図12参照）。

脳血管の攣縮は薬物中毒でも起こります。大麻、覚せい剤、脱法ハーブなどの使用が増加しており、薬物中毒による脳梗塞も増加しています。米国では、若年性脳卒中の最大の原因は薬物中毒であることが指摘されています。薬物としては、これらの違法薬物だけでなく、治療薬でも生じることがあり、睡眠薬や鎮痛薬の大量服用が原因になることもあります。

また、可逆性脳血管収縮症候群（reversible cerebral vasoconstriction syndrome、RCVS）という病気が最近注目されています。この病気は、脳血管がけいれんして一時的に収縮し、雷鳴様頭痛と呼ばれる激しい頭痛とともに脳梗塞やTIAを生じる病気であり、くも膜下出血を生じることもあります。可逆性脳血管収縮は、頭部のMRAで経過を観察することにより診断します。

動脈解離

動脈解離は動脈の壁が裂ける病気です。動脈は内膜、中膜、外膜からなる三層構造をしていますが、内膜と中膜の間が裂けると動脈が狭くなって脳梗塞の原因になります。また、中膜と外膜の間が裂けると動脈瘤を形成して、それが破裂するとくも膜下出血の原因になります。動脈が解離するときに頭部や頸部に痛みを生じることが多いので、頭頸部痛とともに脳梗塞を発症した場合には動脈解離を疑う必要があります。日本人の脳動脈解離は椎骨動脈《ついこつどうみゃく》に起こることが多いのが特徴です（図21）。動脈解離は、ゴルフなどのスポーツ、整体、カイロプラクティック、ヨガ、マッサージなどで誘発されやすく、

図 21. 椎骨動脈解離の MRA 画像

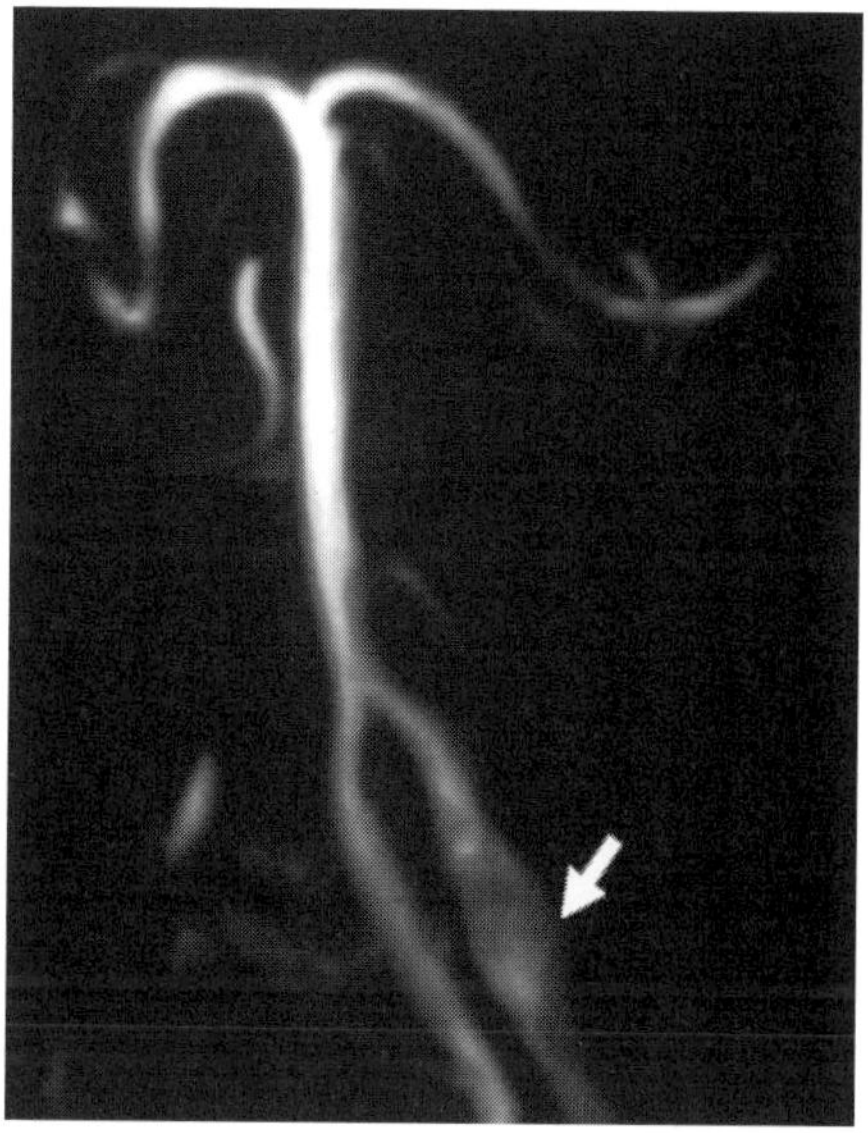

日本人の脳動脈解離は、椎骨動脈に起こることが多いのが特徴です。動脈解離は、ゴルフなどのスポーツ、整体、カイロプラクティック、ヨガ、マッサージなどで誘発されやすく、美容院の洗髪で発症する人もいます。

美容院の洗髪で発症する人もいます。

原因は不明ですが、動脈の壁がもともと脆弱な人に起こりやすく、中膜形成不全が原因になるのではないかとの報告もあります。症状がなく、脳ドックで偶然みつかる人もいます。画像診断の進歩により発見される機会が多くなった疾患といえます。多くはそのままか自然に治癒《ちゆ》しますが、まれに悪化することもあるので経過観察が必要です。

卵円孔開存

卵円孔開存は、若年性脳梗塞の最大の原因といわれています。生まれたときは、誰でも右心房と左心房を隔てる心房中隔という壁に卵円孔という穴があいているのですが、成長とともに卵円孔は閉じます。しかし、20～25％の人は大人になっても卵円孔が開いたままになっています。卵円孔が開いているだけでは何事も起こらないのですが、足や骨盤内の静脈に血栓（深部静脈血栓）ができると脳梗塞の原因になることがあります。

深部静脈血栓症はエコノミークラス症候群の原因として有名です。エコノミークラス症候群は深部静脈血栓が肺動脈に詰まることにより生じますが、卵円孔が開いていなけ

図 22. 卵円孔開存による奇異性脳塞栓症

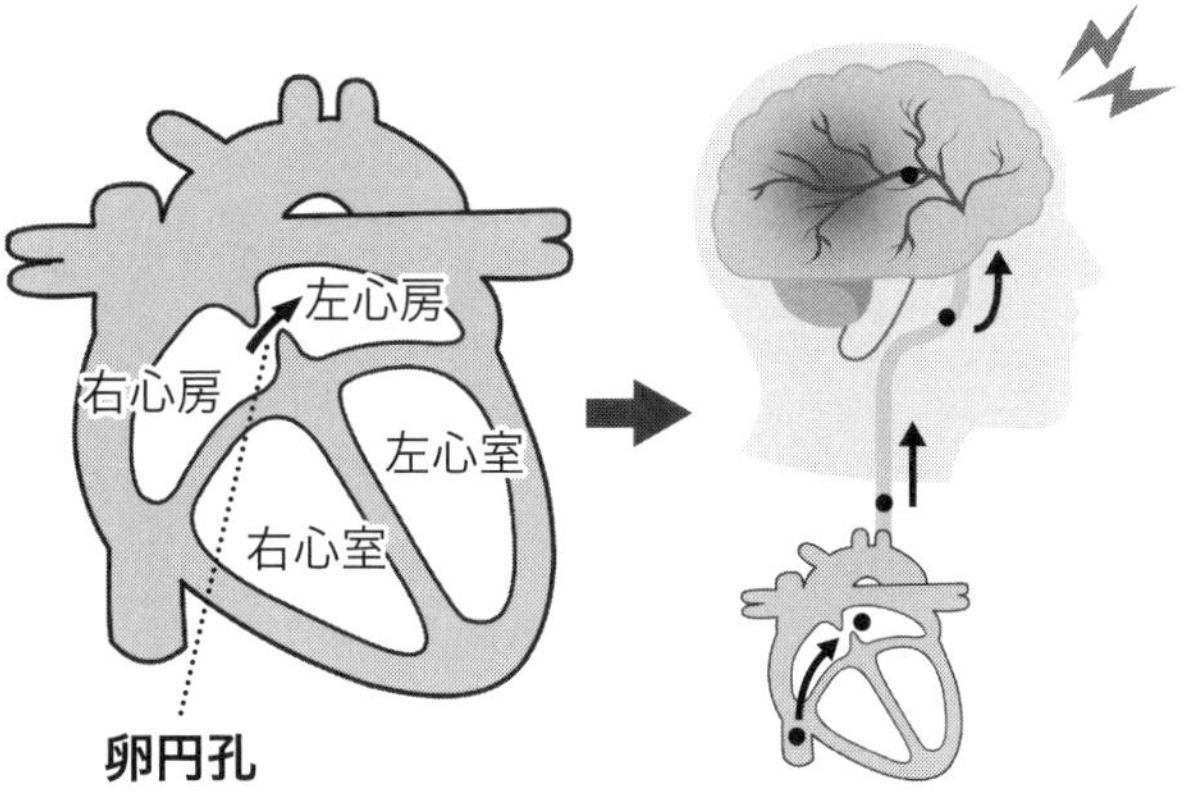

出典：北海道大野記念病院ホームページより一部を抜粋し作成

起こるはずのない脳梗塞が起こることを奇異性脳塞栓症といいますが、その最大の原因が卵円孔開存です。

足の静脈にできた血栓が大静脈を通じて心臓に達し、右心房→卵円孔→左心房→左心室→大動脈→脳動脈と流れていくと脳梗塞を起こします。

れば脳梗塞の原因にはなりません。また、卵円孔が開いていても左心房の圧は右心房の圧より高いので、深部静脈血栓が右心房から左心房に流れることはありません。ところが、バルサルバ効果といいますが、激しい咳やくしゃみをしたり、スポーツやトイレで気張ったりして、右心房圧が左心房圧より高まったときに静脈血栓が右心房から左心房へ流れていき、左心室から大動脈、頸動脈を通じて脳動脈に流れていくと、脳動脈を詰まらせて脳梗塞を生じることがあるのです（図22）。

このように、起こるはずのない脳梗塞（脳塞栓症）が起こることを奇《き》異《い》性《せい》脳塞栓症といいますが、その最大の原因が卵円孔開存なのです。

法事による長時間の正座後や長距離ドライブ後の起立時や、重いものを持ち上げたときなどに発症した脳梗塞では卵円孔開存による奇異性脳塞栓症を疑う必要があります。

深部静脈血栓症が発見された場合や奇異性脳塞栓症のリスクが高い場合には再発予防に抗凝固薬を服用する必要があります。抗凝固薬を服用しても再発する場合や、卵円孔が大きかったり短絡量が多かったりする場合にはカテーテルによる卵円孔閉鎖術を行います。

血液凝固異常症

血液凝固異常症は、血栓性素因ともいいますが、先天的または後天的に血液が固まりやすくなり、脳血管を詰まらせて脳梗塞の原因になります。先天性血栓性素因としては、血液凝固阻止因子欠乏症があり、プロテインC欠乏症、プロテインS欠乏症、アンチトロンビン欠乏症などが挙げられます。これらの病気は遺伝子の異常により起こるのですが、家族歴で脳卒中や血栓症の多い家系の場合にはこれらの病気を調べる必要があります。この中で日本人ではプロテインS欠乏症が多いといわれています。

後天性血栓性素因としては、抗リン脂質抗体症候群と癌に伴う血液凝固異常症（トルーソー症候群）があります。若年性脳梗塞の原因として多いのは抗リン脂質抗体症候群です。抗リン脂質抗体症候群は自己免疫疾患であり、抗リン脂質抗体により動脈や静脈に血栓を生じ、脳梗塞の原因になります。抗リン脂質抗体症候群は女性に多く、頭痛を伴いやすく、全身性エリテマトーデス（ＳＬＥ）などの自己免疫疾患に合併しやすいのが特徴です。

抗リン脂質抗体症候群は習慣性流産の原因としても有名であり、骨盤内にできる血栓が流産の原因であると考えられています。私も習慣性流産の既往がある脳梗塞の若年女性にまれなタイプの抗リン脂質抗体を検出し、抗血栓薬を投与することにより子どもを授かり、脳梗塞の再発も予防できた症例を経験しています。

抗リン脂質抗体にはいろいろな種類がありますが、私たちが東京女子医科大学病院に入院した脳梗塞患者で調べたところ、10％前後に何らかの抗リン脂質抗体が陽性でした。

癌に伴って起こる血液凝固異常症（トルーソー症候群）は高齢者に多いのですが、若年や中年でも起こりうる病気であり、女性では乳癌や子宮癌、男性では肺癌や大腸癌などの腺癌に合併して起こります。癌が進行してから起こる人ばかりではなく、癌に先行して脳梗塞が起こることもあるので要注意です。Dダイマーという血液凝固マーカーが非常に高値を示すのが特徴です。深部静脈血栓症も起こりやすくなります。

血液凝固異常症による脳梗塞の再発予防には抗凝固療法を行う必要があります。

リポ蛋白（a）血症とホモシステイン血症

リポ蛋白（a）血症は、コレステロールや中性脂肪が正常であり、他の危険因子が何もないのに無症候性脳梗塞、大脳白質病変、頸動脈プラークがある場合に疑う必要がある病気です。

リポ蛋白（a）血症は、高脂血症とは違って脂肪や炭水化物の取りすぎで生じるわけではなく、遺伝子の異常により起こる病気であり、人間ドックや外来では一般的に測定することはないので見逃されやすい疾患です。

ホモシステイン血症も遺伝子の異常により生じますが、葉酸やビタミンBの欠乏や腎不全によっても生じる病気であり、脳梗塞や動脈硬化の原因になります。偏食やダイエットによりビタミン摂取不足があるとホモシステインの値が高くなり若年性脳梗塞の原因になります。

リポ蛋白（a）血症やホモシステイン血症は決して珍しい病気ではなく、国民の10％前後に存在するといわれています。リポ蛋白やホモシステインはビタミン欠乏症以外では薬物療法により是正しにくいので他の危険因子があれば、それらの厳格な管理が重要です。

もやもや病

もやもや病は、脳の太い動脈がせまくなったり（狭窄）詰まったり（閉塞）する、原因不明の病気であり、若年性脳梗塞の原因として重要です（図23）。

もやもや病という名前は脳動脈の狭窄や閉塞により血行が悪くなるのを代償するため、周りの血管がバイパスとして網目状に発達し、血管画像ではタバコの煙にようにもやもやと見えることに由来しています。

運動、吹奏楽器演奏、過呼吸により酸素過剰の状態になると脳血管が収縮して片麻痺などの一過性の脳卒中症状（ＴＩＡ）を生じ、狭窄や閉塞が進行すると脳梗塞を起こします。白人よりアジア人に多く、小児と若年成人に発症のピークがあり、成人では脳出血も多いことが特徴です。最近、もやもや病を生じやすい遺伝子（ＲＮＦ２１３）の異常が日本人の研究者により発見されました。

図 23. もやもや病の MRA 画像

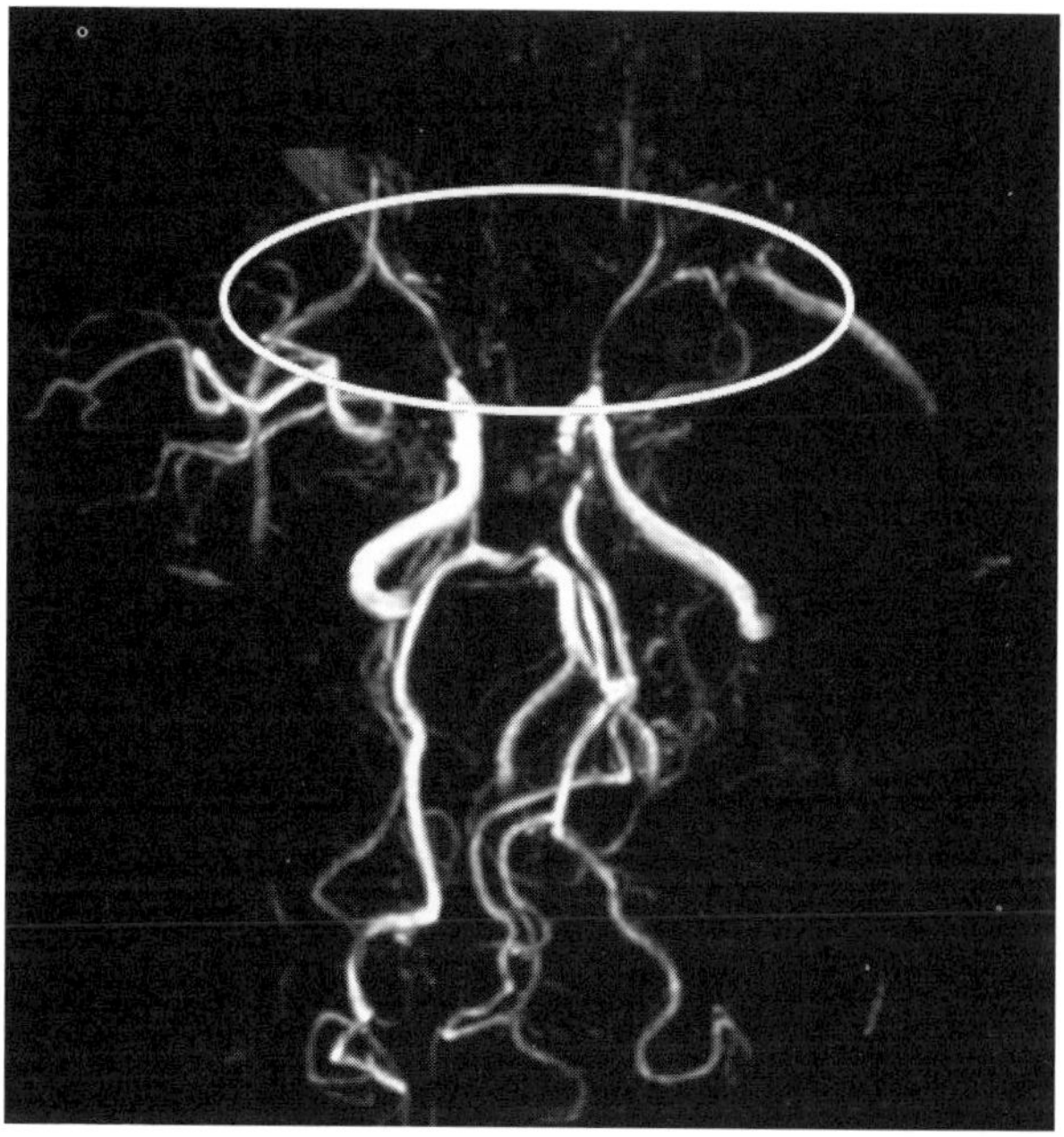

もやもや病は、脳の太い動脈が狭くなったり（狭窄）、詰まったり（閉塞）する原因不明の病気であり、若年性の脳卒中や一過性脳虚血発作の原因として重要です。

血管炎

血管炎は、自己免疫疾患により脳の血管に炎症を生じ、脳血管に狭窄や閉塞が起こって脳梗塞の原因になることがあります。若年性脳梗塞の原因となる自己免疫疾患としては高安《たかやす》動脈炎、結節性《けっせつせい》多《た》発動脈炎《はつどうみゃくえん》、中枢神経限局性血管炎が挙げられます。これらの病気ではＣＲＰや血沈（血液沈降速度）などの炎症マーカーが高値を示し、抗核抗体や抗ＤＮＡ抗体などの自己抗体が陽性となるのが特徴です。高安病は日本人を含むアジア人で多く、左右の血圧差が大きくなり、手首で脈を触れなくなります。

経口避妊薬

避妊や月経困難症のためのピルや更年期障害に対するホルモン補充療法に用いられる女性ホルモンも脳梗塞のリスクを高めますので注意が必要です。脳梗塞や心筋梗塞のような血栓症の既往のある人に女性ホルモン製剤は禁忌であり、血栓症や動脈硬化の危険因子がある人も注意が必要です。

遺伝性脳卒中

脳卒中の多くは遺伝病ではなく生活習慣病ですが、まれに遺伝子の異常により生じる場合があります。

その代表的疾患としてCADASIL（皮質下梗塞と白質脳症を伴う常染色体優性遺伝性脳動脈症）とCARASIL（禿頭と変形性脊椎症を伴う常染色体劣性白質脳症）があります。いずれも家族性に発症し、CADASILは常染色体優性遺伝、CARASILは常染色体性劣性遺伝形式で遺伝します。

CADASILでは頭痛やうつ病を合併することが多く、CARASILでは禿頭（前頭部の脱毛）と腰痛を合併することが多く、いずれも画像診断では多発性皮質下小梗塞（脳の深いところに小さな梗塞が多発している）とともに、びまん性白質病変（脳深部の白質に白いべたっとした影が広がる）という小血管病の所見が見られ、繰り返す脳卒中発作や認知症の進行がみられます。

いずれも原因となる遺伝子（CADASILはNOTCH3、CARASILはHTRA1）の異常がわかっています。最終的には遺伝子検査により診断が確定しますが、家族で同様な画像所見を認めれば有力な証拠になります。同様な画像所見は高齢の高血圧患者でもみられますが、若年発症で高血圧を伴わないことから鑑別できます。いずれも国の指定難病です。

第5章

認知症と脳卒中の症状や検査

認知症と脳卒中の症状や検査を知って理解することは、早期発見や発症時の正しい対処のために重要であり、いざというときにあわてないように、転ばぬ先の杖として学んでください。

認知症の症状とは？

認知症とは、後天的に生じた脳障害のために知的機能が全般的に低下し、日常生活に支障をきたすようになった状態です。医学的には「知能」の他に「記憶」や「見当識」を含む認知障害や「人格変化」などを伴った症候群として定義されています。単に老化に伴って物覚えが悪くなるといった誰にでも起きる現象は含まず、病的に能力が低下するもののみを指します。

日本では「痴呆《ちほう》」と呼ばれていましたが、差別用語であるという指摘を受け、2004年に厚労省が「認知症」と言い換えることを提唱し、2007年ころまでに各学会でも「認知症」という名称が使われるようになりました。

認知症には中核症状と周辺症状があります。

中核症状はすべての認知症患者さんに起こる症状であり、起こる種類に差が生じる症状を周辺症状といい、最近ではBPSD（behavioral and psychological symptoms of dementia、行動・心理症状）と呼ばれるようになりました。BPSDの症状としては、幻覚、妄想《もうそう》、徘徊《はいかい》、不眠、抑うつ、不安、焦燥《しょうそう》、暴言、暴力などがあります。

中核症状

中核症状は高次脳機能障害によってもたらされます。高次脳機能とは、言語・思考・記憶・行為・学習・注意などの知的機能のことであり、高次脳機能障害とはこれらの機能が障害されることです。主な中核症状には、記憶障害、見当識障害、遂行機能障害があります。

記憶障害があると新しく記憶したことを記憶にとどめることができなくなります。見当識障害とは、今はいつで、ここはどこで、この人は誰かがわからなくなる状態です。遂行機能障害とは、計画を立てる、組織化する、順序立てる、物事を判断することができなくなる症状です。

その他の中核症状としては、失語、失行、失認《しつにん》といった高次脳機能障害があります。失語には運動失語と感覚失語があります。運動失語では、他人の言うことを理解できますが、発話ができなくなります。感覚失語では、人の言うことを理解できなくなります。発話は可能であるものの、言葉の言い間違いが多くなります。

失行とは、手足に力は入るのに体の動かし方がわからなくなる症状です。たとえば、衣服の着脱ができない、手を振ってさよならをすることができない、歯を磨けない、炊事や洗濯ができない、料理が作れない、用便ができない、などの症状が現れます。

失認とは、視覚、聴覚、触覚に異常がないのに、見た物、聞いた音、触った物が認識できなくなる症状です。顔や色が識別できない、音が聞こえにくい、触った物がわからない、などの症状が現れます。

周辺症状

周辺症状（行動・心理症状、ＢＰＳＤ）は、すべての認知症患者さんに出現する症状ではありませんが、残された神経機能が外界に反応するために起こる症状だと考えられています。

幻覚では幻視が多く、死亡して現存していない人が目の前に現われたり、知らない人が家の中に侵入していると訴えたりします。また、聞こえるはずがない会話や音楽が聞こえるといった幻聴を訴えたり、異臭が部屋に立ち込めるという幻嗅を訴えたりする患者さんもいます。

　妄想で多いのは、家族がお金や自分の大切なものを盗んだという物盗られ妄想、妻や夫が浮気しているという嫉妬妄想です。徘徊が高じると、一人で外出してしまい、街中を徘徊し、迷子になってしまうことを繰り返すようになります。

　睡眠障害としては、入眠障害や中途覚醒《ちゅうとかくせい》などの不眠や、昼夜逆転、さらには夜間せん妄などがみられるようになります。夜間せん妄が起こると夜中に興奮して大声をあげて家族を悩ませることになります。

　認知機能が進行することにより自信がなくなり、気分が抑うつ的になり、寡黙となり、人との接触を避けるようになり、部屋に閉じこもりがちになる患者さんも少なくありません。また、不安感が強くなり、落ち着かなくなったり、介護を拒否したり、家族に暴言を吐いたり、暴力をふるう患者さんもいます。

脳卒中の症状とは？

片麻痺

脳卒中の特徴は、ある日突然片麻痺《へんまひ》や言語障害などの神経症状が出現することです。脳卒中の麻痺の特徴は、右手足とか左手足といった右半身や左半身の症状が起こりやすいことです。身体半身の麻痺というと、上半身の麻痺とか下半身の麻痺を思い浮かべる人もいますが、そうではなくて、片麻痺とは右半身とか左半身の麻痺のことです。

ただし、手と足の麻痺が同程度に起こるとは限らず、手の麻痺の方が強い場合や足の麻痺の方が強い場合もあります。まれには、片手だけの麻痺の場合や片足だけの麻痺の場合もあります。また、手と足の麻痺が同時に起こらず、どちらかが先に起こり、そうでないほうが後から起こる場合もあります。

しかし、程度の差はあれ、右か左の手足の麻痺はほぼ同時に起こることが多いといえます。右半身の片麻痺が起こるのは左の脳に障害が起こった場合であり、左半身の麻痺が起こるのは右の脳に障害が起こった場合です。これは、右手足の運動神経は左の脳が支配し、左手足の運動神経は右の脳が支配しているためです。

言語障害

言語障害には、失語と構音《こうおん》障害があります。

失語には、運動性失語と感覚性失語があります。

運動性失語とは、他人の言うことは理解できますが、思った言葉が出てこないという症状です。感覚性失語とは、言葉はしゃべれますが、他人の言うことが理解できないので、とんちんかんな答えになってしまったり、言葉の言い間違いが多くなったりするという症状です。運動性失語は大脳の運動性言語中枢がある前頭葉の障害で起こり、感覚性失語は感覚性言語中枢のある側頭葉の障害で起こります。これらの言語中枢は右利きの人の大多数は左の大脳にあり、左利きの人の一部は右の大脳にあります。

構音障害とは、発声に関係する舌の筋肉を支配する神経が障害されることにより起こり、しゃべることはでき、他人の言うことも理解できますが、ロレツが回らなくなる症状です。大脳や脳幹の障害による構音障害では、ラ行（ラリルレロ）が言いにくくなり、小脳の障害による構音障害では発語のリズムが悪くなり、とつとつとしたしゃべり方になり、「パタカ、パタカ、パタカ」と早口で繰り返すのが難しくなります。

感覚障害

脳卒中では、運動障害だけでなく、感覚障害も起こります。感覚障害とは、長時間正座したときに起こるようなしびれや、麻酔したときに起こるような感覚がなくなる症状です。感覚障害も右半身か左半身に起こるのが特徴です。脳卒中で両手や両足がしびれたり、感覚が鈍くなったりすることはまずありません。感覚障害だけが起こることもありますが、多くは片麻痺と同時に起こります。この場合身体片側の感覚障害は片麻痺と同じ側に起こります。これは、手足の感覚神経も反対側の脳に中枢があるためです。

視野障害

視野の半分が見えなくなる半盲という症状も脳卒中で起こりやすい症状の一つです。

右目で見ても左目で見ても両目で見ても右視野か左視野の半分が見えなくなる症状です。大脳の後頭葉が障害されると起こる症状であり、半盲も障害された後頭葉の反対側の視野が見えなくなります。視野の4分の1だけが見えなくなる場合もあり、側頭葉の障害では反対側上4分の1、頭頂葉の障害では反対側下4分の1が見えなくなります。

めまいとふらつき

その他の症状として注意が必要なのは、めまいです。

めまいには天井がぐるぐる回るような回転性めまいと、体がぐらぐらと揺れる感じがする浮動性めまいがあります。

めまいの多くは耳鼻科疾患（末梢性《まっしょうせい》めまい）で起こりますが、片麻痺や言語障害と同時に起こった場合には脳卒中（中枢性《ちゅうすうせい》めまい）を疑う必要があります。

危険因子がある中高年ではめまい単独でも脳幹や小脳の梗塞を鑑別する必要がありますので、念のため頭部ＭＲＩ検査を受けた方がいいでしょう。

小脳が障害されると麻痺はないのに立てない、歩けない（失立失歩）という症状が起こります。めまいと似ていますが、めまいではなく、ふらつきというべき症状です。また、小脳が障害されると手足の細かい動きがぎこちなくなります。

脳幹症状

脳幹の障害では眼振、複視《ふくし》、失調《しっちょう》、めまい、起立・平衡《へいこう》障害、嚥下《えんげ》障害などの脳神経麻痺症状や小脳症状を認めます。

眼振とは目を上下左右に向けると振動するように動く現象で、小脳や脳幹の障害により起こります。複視は、物が二重に見える現象で、脳幹の障害による複視では、両目で見たときだけ物が二重に見え、片目を閉じると二重でなくなります。失調とは体の微調整ができなくなりことであり、体幹の失調では、ふらつきやすくなって、足を閉じた状態や片足で立てなくなり、ふらつぃてまっすぐ歩けなくなります。手足の失調では、手足の動きが不器用になり、伸ばした手が目的からずれてしまい、書いた字が大きくなります。嚥下障害があると、むせやすくなったり、物を飲み込みにくくなったりします。

頭痛が起こる脳卒中

脳梗塞では、特殊な原因による脳梗塞を除いては通常頭痛は起こりません。中年以後に経験したことのない激しい頭痛が突然起こった場合には、くも膜下出血を疑う必要があります。大きな脳出血や脳梗塞では頭痛を伴う場合があります。また、頭痛を伴うまれな疾患としては、前述した抗リン脂質抗体症候群、脳動脈解離、脳血管収縮症候群などがあります。

多発性ラクナ梗塞

あまり大きな脳卒中症状がなく、軽い発作を繰り返し、身体障害や認知症が徐々に進行するタイプの脳血管障害があります。これは、小さな梗塞が少しずつ増えていく場合で、多発性ラクナ梗塞の場合にみられる経過です。多発性ラクナ梗塞では、仮性（偽性）球麻痺といって、ロレツが回らない（構音障害）、むせたり食べ物を喉に詰まらせたりする（嚥下障害）、頻尿や尿失禁などの症状が起こりやすくなります。

持続する高血圧により多発性ラクナ梗塞と高度の虚血性白質病変を合併した疾患をビンスワンガー病といい、認知症や仮性球麻痺の原因になります。

認知症の検査法

面談と診察

認知症の検査を受けるため脳神経内科や精神科を受診した場合に最初に行われるのが面談（問診）です。医師が正確な情報を入手するには同居家族の同伴が望まれます。ご本人がうまく情報を伝えられない場合があるからです。また、本人の言うことと家族の言うことが食い違う場合には認知症の可能性を疑うヒントになりますので、認知症の診断にも家族の同伴は大きな意味があります。

喫煙、飲酒、運動などの生活習慣、認知症や脳卒中を含めて、これまでにかかった本人および両親・祖父母の病気、受けた治療などの情報も大変重要です。お薬手帳や血圧手帳は必ず持参するように心がけてください。

脳神経内科では、初診時に簡単な神経診察を行います。手足の症状、言語障害、ふらつきや歩行がおかしそうな場合には、さらに詳しい診察を行います。神経診察により、認知症の原因となる脳血管障害やパーキンソン病の鑑別が可能になるからです。

認知機能検査

認知症が疑われる患者さんに最初に行われる検査は簡易認知機能検査です。簡易認知機能検査にはミニメンタルステート検査（ＭＭＳＥ）と改定長谷川式簡易知能評価スケール（ＨＤＳ‐Ｒ）があります。これらの検査項目については「認知症の早期発見法」ですでに述べましたが、検査結果の点数により、正常、軽度認知機能障害（ＭＣＩ）、認知症と判定されます。ただし、これらの検査による評価点数はあくまで目安であり、これらの結果のみで認知症と確定することはできません。

ＭＭＳＥやＨＤＳ‐Ｒの所要時間は10～15分ですが、もっと時間のかからない簡便な検査法もいろいろ考案されています。たとえば、「もの忘れスクリーニング検査」があります。検査項目は、３単語（たとえば桜、猫、電車）の即時再生（すぐに反復させる）（３

点満点）と遅延再生（しばらくしてから思い出させる）（6点満点）、時間の見当識（今日は何年、何月、何日、何曜日か）（4点満点）、視空間認知（立方体の模写）（2点満点）だけです。15点満点で12点以下なら認知症が疑われます。

また、MOCA‐J（モントリオール認知評価日本語版）は視空間、遂行機能、命名、記憶、注意力、復唱、語想起、抽象概念、遅延再生、見当識からなり、軽度認知機能障害（MCI）をスクリーニングするために開発されましたが、特に血管性認知症に有用だといわれています。比較的短時間でできる検査であり、30点満点の25点以下でMCIと判定されます。

もっと詳しい認知機能検査も多数あります。たとえば、ADAS-Jcog（アルツハイマー病評価スケール日本語版）という検査があり、記憶、言語、行為、構成を評価し、70満点で得点が高いほど認知機能障害が強いことを判定できますが、40分前後かかってしまいますので、限られた外来の診療時間でできる検査ではなく、おもにアルツハイマー型認知症の治療効果を検討する臨床研究に用いられています。

認知機能検査は、患者さんに対する医師の質問や課題に対する応答から認知機能を推し量る検査ですので、患者さんの意識、気分、緊張、不安、集中などの精神状態に左右されます。したがって、これらの検査だけで認知症を診断することはできず、他の検査と組み合わせて総合的に判断する必要があります。

画像検査

CT（コンピューター断層撮影）は、もっとも迅速で簡便な検査ですが、X線を照射する検査ですので放射線被爆は避けられません。したがって、妊婦や妊娠している可能性のある患者さんには胎児に影響するリスクがありますので行わないほうがよい検査です。従来のCTは骨に囲まれている部位はアーチファクト（画像の乱れ）が出やすく脳幹や小脳が見にくい欠点がありましたが、最近のマルチスライスCTではこのような欠点が解消されました。脳出血やくも膜下出血の診断には優れていますが、発症したばかりの脳梗塞の診断は困難です。また、微小な梗塞や出血、あるいは軽度の白質病変など、血管性認知症の原因となる脳小血管病の検出能力はMRIに劣ります。脳の萎縮や脳腫瘍も大きな病変であれば検出が可能ですので、すぐに検査をして、すぐに結果を得たい場合のスクリーニング検査として用いられます。

MRI（磁気共鳴画像）は、磁場に電磁波を照射する検査であり、脳の微細な変化をとらえることができるので、ＣＴより多くの情報が得られます。ただし、磁気を使った検査ですので、心臓ペースメーカー（新しいＭＲＩ対応の装置なら可能）を植え込んである患者さんやチタン以外の金属が体内に入っている患者さんには検査できず、入れ墨やアートメークをしている患者さんも火傷することがあるので行わないほうがいいでしょう。また、シールドルームで行う検査なので閉所恐怖症のある患者さんはパニックになって検査を継続できない場合がありますが、事前に精神安定剤（抗不安薬）を服用することによって検査ができるようになる患者さんもいます。さまざまな音が発生する検査ですので、それを不快に感じる患者さんもいます。

ＭＲＩは、認知症のもっとも重要な画像検査であるといえます。さまざまな撮影法により脳の微細な変化をとらえることができますので、認知症の鑑別診断に大きな威力を発揮します。アルツハイマー病のように神経細胞が死滅して徐々に脱落してしまう大脳変性疾患による認知症では脳の萎縮がどこに起こっているかによって鑑別することができ、ＣＴでは検出できない小血管病を検出することにより血管性認知症を鑑別することもできます。また、ＭＲＩは同時にＭＲＡも撮ることができるので、脳梗塞の原因となる脳血管の異常や、くも膜下出血の原因である動脈瘤を発見することができます。

図 24. VSRAD（ブイエスラド）

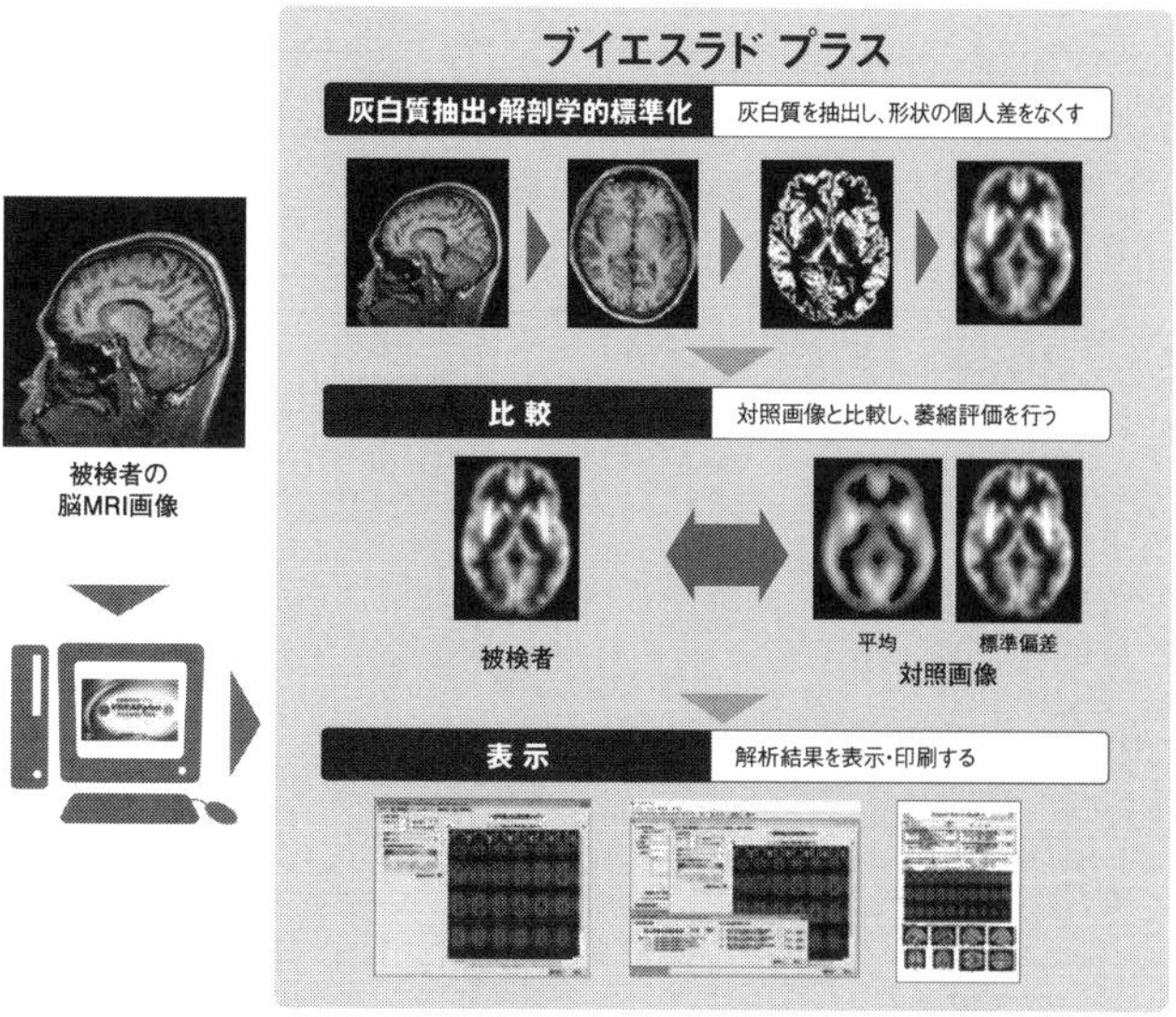

出典：VSRAD アプリケーションマニュアルより

ＶＳＲＡＤはアルツハイマー病の早期診断のために開発されたＭＲＩの画像解析ソフトです。

また、治療できる認知症の代表的疾患である正常圧水頭症《せいじょうあつすいとうしょう》や慢性硬膜下血腫《まんせいこうまくかけっしゅ》のような脳外科的疾患の鑑別にも有用です。

ＶＳＲＡＤ（ブイエスラド）（アルツハイマー病のためのボクセルベースの特殊な局所解析システム）は、アルツハイマー病の早期診断のために開発されたＭＲＩの画像解析ソフトです（図24）。

アルツハイマー病で最初に萎縮する海馬と呼ばれる側頭葉内側の萎縮を定量的に評価して視覚化するものです。ちなみに海馬とはタツノオトシゴのことで、形が似ていることからそう呼ばれています。海馬は記憶にもっとも重要な機能を果たしている場所です。加齢により脳全体が萎縮していると海馬の萎縮が目立たないことがあるのですが、ＶＳＲＡＤは他の部位に対する相対的な海馬の萎縮を評価するので見逃しを防いでくれるという利点があります。

また、最近では、レビー小体型認知症で起こる背側脳幹の萎縮の定量評価にもＶＳＲＡＤは有用とされています。ただし、レビー小体型認知症については、ＭＲＩのみによる過剰診断を避けるため、私はあくまで診断の参考にとどめています。

ＳＰＥＣＴ（単一光子放射断層撮影）は、微量の放射性同位元素を静脈注射し、一定

図 25. 脳血流 SPECT による認知症の鑑別診断

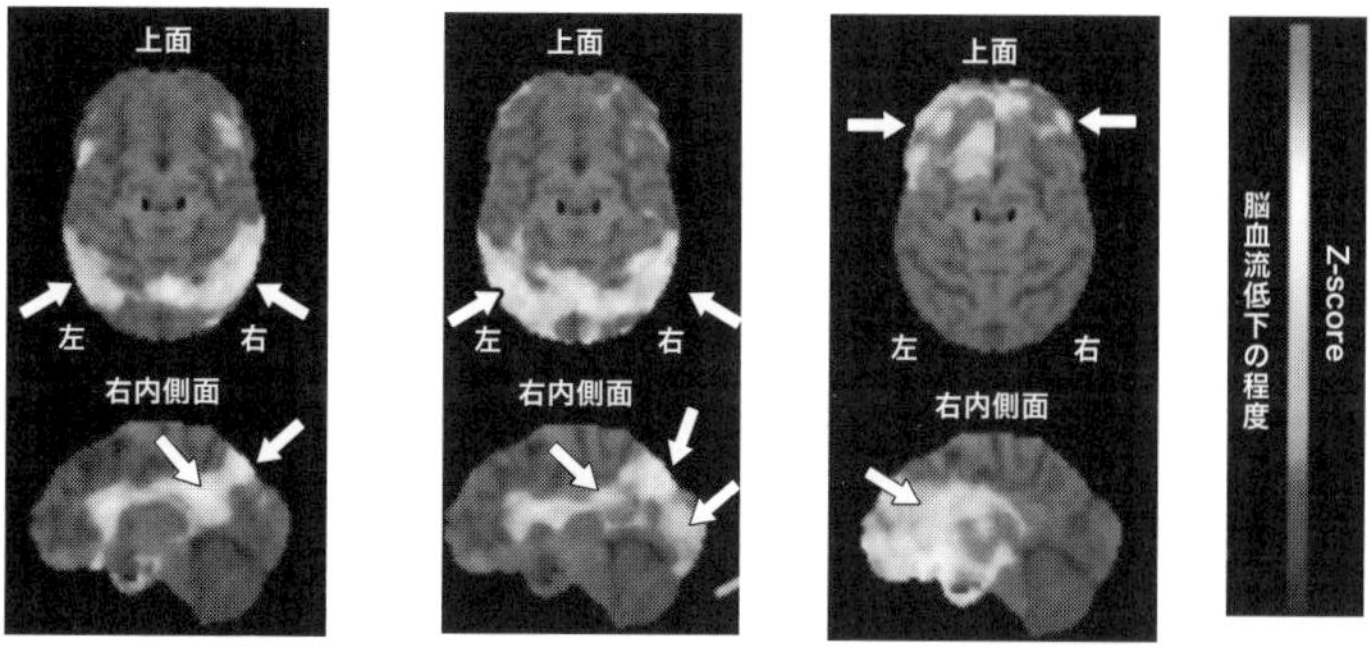

アルツハイマー病　　レビー小体型認知症　　前頭側頭型認知症

出典：日本メジフィジックス 認知症脳血流 SPECT 読影のポイント

ＳＰＥＣＴは認知症の早期から血流低下部位を検出することができるので、認知症の早期診断に有用な検査です。また、脳のどの部位の血流が低下しているかがわかるので、認知症の鑑別診断にも威力を発揮する検査です。

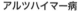

時間後にガンマカメラで撮影して脳血流を評価する検査です。ＳＰＥＣＴは認知症の早期から血流低下部位を検出することができるので、認知症の早期診断に有用な検査です。また、脳のどの部位の血流が低下しているかがわかるので、認知症の鑑別診断にも威力を発揮する検査です（図25）。

脳の萎縮は病状がある程度進行しないとはっきりしませんが、脳血流は萎縮が明らかになる以前から低下するので、初期の認知症診断に役立ちます。アルツハイマー病では頭頂葉の特定部位（帯状回後部や楔前部《けつぜんぶ》というところ）の血流が低下するのが特徴です。これに対して、レビー小体型認知症では、後頭葉の血流が低下するのが特徴です。前頭側頭型認知症では、前頭葉や側頭葉の血流が低下します。血管性認知症では、当然ながら脳梗塞を起こした部位の血流が低下しますので、左右差がみられ、全体に前頭葉の血流が低下する傾向があります。

ＰＥＴ（陽電子放射断層撮影）も微量の放射性同位元素を含む薬剤を注射して体内から放出される放射線を画像化する検査です。ＳＰＥＣＴは脳細胞の脱落により脳代謝が低下する結果として脳血流が低下することをみているのですが、ＰＥＴは脳代謝そのものをみているので、より感度の高い検査であるといえます。

図 26. アミロイド PET 画像

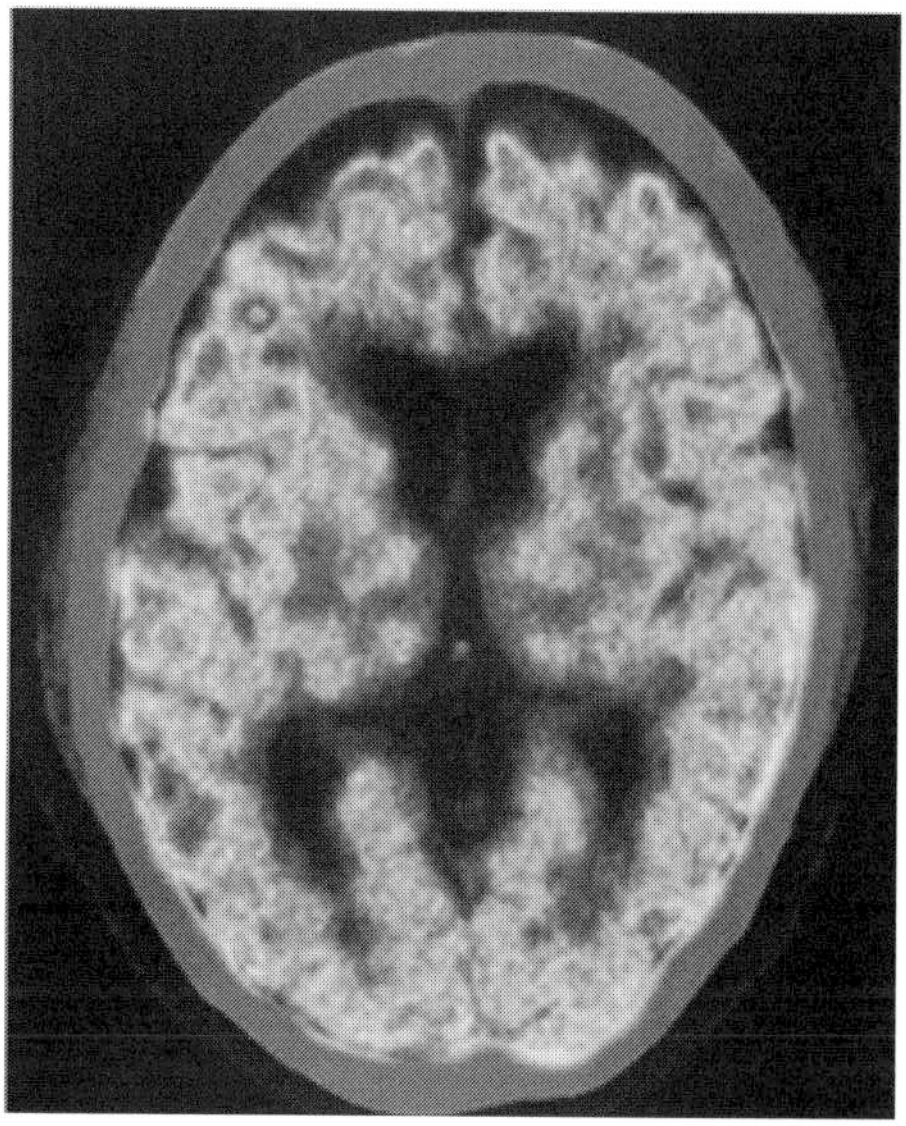

出典：認知症疾患診療ガイドライン 2017

アミロイド PET はアルツハイマー病で脳に蓄積するアミロイドβの蓄積を可視化できる検査であり、アルツハイマー病の発症前診断も可能です。

ＦＤＧ‐ＰＥＴは、癌の健診や検索に行われる検査ですが、脳のＦＤＧ‐ＰＥＴは保険適用がありません。

最近注目されているのはアミロイドＰＥＴです。アミロイドＰＥＴは、アルツハイマー病で脳に蓄積するアミロイドβの蓄積を可視化できる検査であり、この検査をすれば発症前診断も可能だといわれています（図26）。また、同じくアルツハイマー病で脳に蓄積するタウを調べるタウＰＥＴも行われるようになりました。

ただし、これらのＰＥＴ検査は保険適用がなく、認知症の研究には用いられていますが、まだ一般には行われておらず、評価も定まっていません。また、アルツハイマー病の治療法がないのに発症前診断をすることの倫理的問題も議論されています。

脳卒中の検査法

面談と診察

面談では、これまでにかかった病気や飲んでいる薬を問診します。薬をもらっている人は病院を受診するときには必ずお薬手帳を持参してください。家族で脳卒中や心筋梗塞になった人がいないかどうかを問診します。脳卒中の中でも特にくも膜下出血の家族歴がないかどうかは重要です。くも膜下出血は遺伝的な要因が強い病気だからです。3親等（両親、祖父母、おじ・おば）までにくも膜下出血を起こした人がいれば、念のため頭部MRA検査で脳動脈瘤がないかどうかを調べておくことをお勧めします。

外来診察ではまず血圧を測定します。高血圧は脳卒中の最大の危険因子だからです。血圧測定時に脈拍の不整があれば、心電図で確認する必要があります。不整脈が期外収縮なら心配ありませんが、心房細動であれば脳卒中の原因になりますので治療が必要です。心臓の聴診で雑音があれば心臓弁膜症が疑われます。心臓弁膜症は脳塞栓症の原因になります。心臓弁膜症に心房細動を合併していると脳塞栓症のリスクが非常に高くなります。頸部《けいぶ》（首）の聴診で血管雑音があれば頸動脈狭窄が疑われます。頸動脈狭窄はアテローム血栓性脳梗塞やその前兆となるTIAの原因になります。

脳卒中が疑われる場合には神経診察を行います。神経診察では、頭のてっぺんからつま先まで調べます。目、顔、手足の動きや筋力を調べ、全身の皮膚の触った感覚や痛みの感覚を調べます。神経診察には打腱器と呼ばれるハンマーのような器具や、楽器の音合わせに使うような音叉を用います。これらの器具により聴力、筋肉の腱の反射、振動を感じる感覚などを調べるのです。神経診察はベッドに座ったり、あおむけに寝たり、立ったり、歩いたりしてもらって検査します。

一般検査

血液検査では血球算定と生化学検査を行います。

血球には赤血球、白血球、血小板の3種類があります。赤血球や血小板が多すぎると脳梗塞を起こしやすくなります。感染症で白血球が多くなっても脳梗塞を起こしやすくなります。血小板が少なすぎると脳出血を起こしやすくなります。

生化学検査は、脳梗塞の危険因子である糖尿病、脂質異常、慢性腎臓病を診断するのに必要であり、血糖、コレステロール、HDL（善玉コレステロール）、中性脂肪、クレアチニンを測定します。血糖が高ければヘモグロビンA1c（最近の平均の血糖値の指標）、コレステロールや中性脂肪が高かったり、HDLが低かったりすればLDL（悪玉コレステロール）、クレアチニンが高ければeGFR（腎機能の指標）も測定します。

原因不明の脳卒中や若年性脳卒中では、特殊な血液検査が必要です。検査項目としては、リポ蛋白（a）、ホモシステイン、抗リン脂質抗体、免疫学的検査（抗核抗体や抗DNA抗体などの自己抗体）、BNP（脳性ナトリウム利尿性ペプチド）、Dダイマーなどが挙げられます。リポ蛋白（a）血症、ホモシステイン血症、抗リン脂質抗体症候群、血管炎は原因不明の脳梗塞の原因として比較的頻度の高い疾患です。BNPは心房細動など心原性脳塞栓症の予知因子になります。Dダイマーは血液凝固マーカーですが、心原性脳塞栓症や深部静脈血栓症で高くなります。血液凝固異常が疑われる場合にはプロテインC、プロテインS、アンチトロンビンなどの血液凝固阻止因子も調べます。特に家族歴に脳梗塞や心筋梗塞が多発している場合には、これらの凝固阻止因子を調べる必要があります。

画像検査と生理検査

頭部CTは、脳出血やくも膜下出血の診断にはとても有用ですが、小さな脳梗塞や軽症の脳梗塞の診断には不向きです。ただし、大きな脳梗塞の場合には発症後早くから異常が現れます。CTですでにあまりにも大きな梗塞があったり、梗塞の中に出血がみられたりした場合には血栓溶解療法は危険なので行うことができません。

MRIにはT1強調画像、T2強調画像、拡散強調画像、FLAIR画像といった様々な撮影方法があり、これらを連続的に撮影することにより多くの情報を得ることができます。また、MRIと同時にMRAも撮ることができます。これらのMRIとMRAは脳卒中の病型診断、治療方針の決定、予後の推定に有用です。特に拡散強調画像は脳梗塞の早期診断に必須の撮像法です（図27）。

T_2^*（ティーツースター）画像による脳微小出血の診断は、出血リスクの評価やアミロイド血管症の診断に有用です（図14）。

頸部血管エコー検査は頸動脈病変（閉塞、狭窄、不安定プラーク）の検索に必須の検査です（図16）。頸動脈の強い狭窄や不安定プラークがTIAや脳卒中の原因になっている場合には、頸動脈内膜剥離《はくり》術という外科治療や頸動脈ステント留置術という血管内治療を行うことがあります。また、内科的には、動脈狭窄の進行抑制とプラークの安定化のためにコレステロール低下薬のスタチンという薬を飲む必要があります。

経食道心エコーは心原性脳塞栓症の原因となる心内塞栓源の検索に重要です。経食道

図 27. 脳梗塞急性期の MRI 拡散強調画像

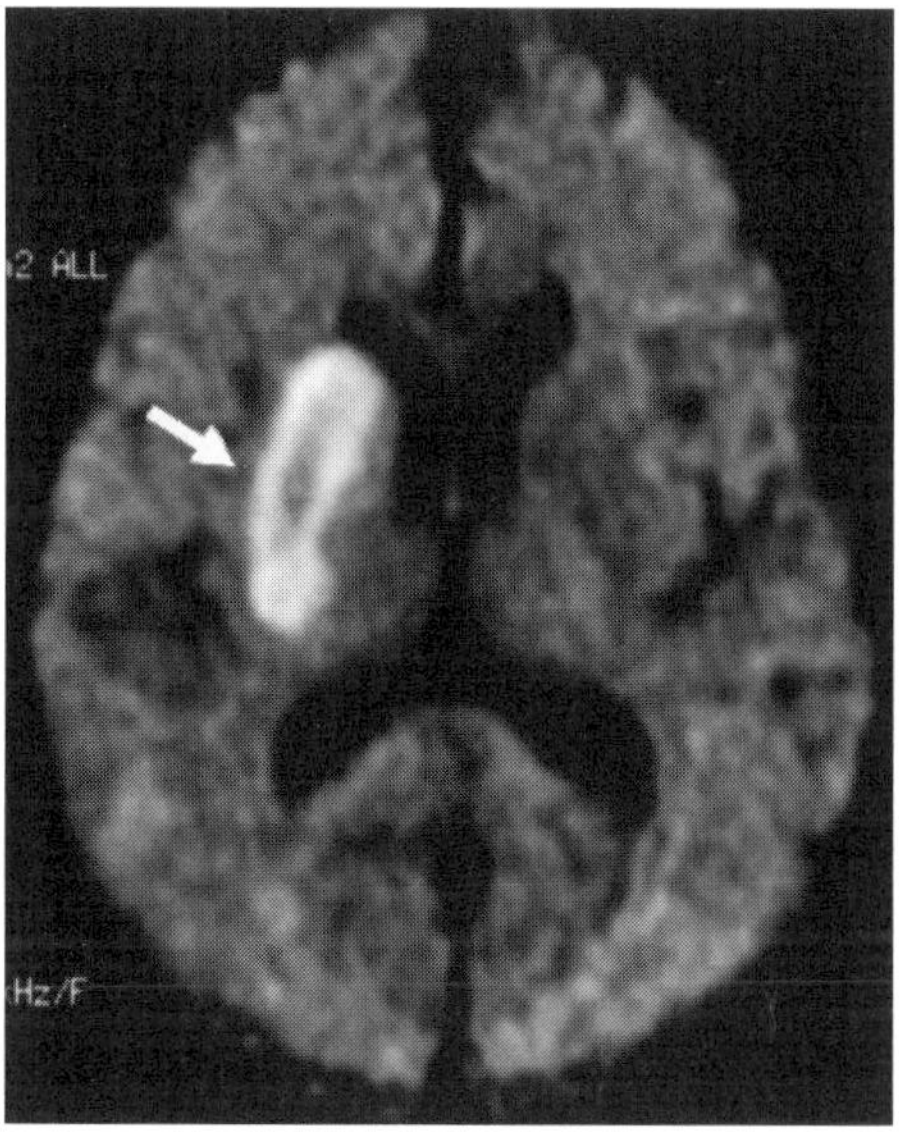

拡散強調画像は脳梗塞の早期診断に必須の撮像法です。

心エコーは普通の心臓超音波検査（経胸壁心エコー）と違って、超音波の探触子を胃カメラのように飲み込まなければいけないので、ちょっとつらい検査ですが、卵円孔開存の診断には必須の検査です。卵円孔開存などによる奇異性脳塞栓症が疑われる場合には原因となる血栓を探すため下肢の静脈エコー検査も必要となります。

カテーテルを用いた脳血管造影は検査のリスクもあり、患者さんの負担も大きいので、脳外科手術や血管内治療を前提とする場合以外はあまり行われなくなりました。

代わりに頻用されるようになったのはＣＴ血管造影による３次元画像（ＣＴＡ）です。ＣＴＡは脳動脈や頸動脈の狭窄（図28）や閉塞、脳動脈瘤（図29）の精密検査に用いられます。ただし、ＣＴＡは造影剤を使うため、造影剤アレルギー、腎機能障害、甲状腺疾患などがある場合には検査できないので、頸動脈狭窄や頸動脈プラークを詳しく調べる必要がある場合には、代わりにＭＲＩによる頸動脈のプラークイメージングという検査を行います。

ＳＰＥＣＴ（単一光子放射断層画像）は、動脈硬化やもやもや病により脳動脈に強い狭窄や閉塞があって、どの程度脳血流が低下しているか調べる必要がある場合に検査します。一過性脳虚血発作（ＴＩＡ）や脳卒中の発作が血流の低下により繰り返している

図 28. 頸動脈狭窄症の 3 DCTA 画像

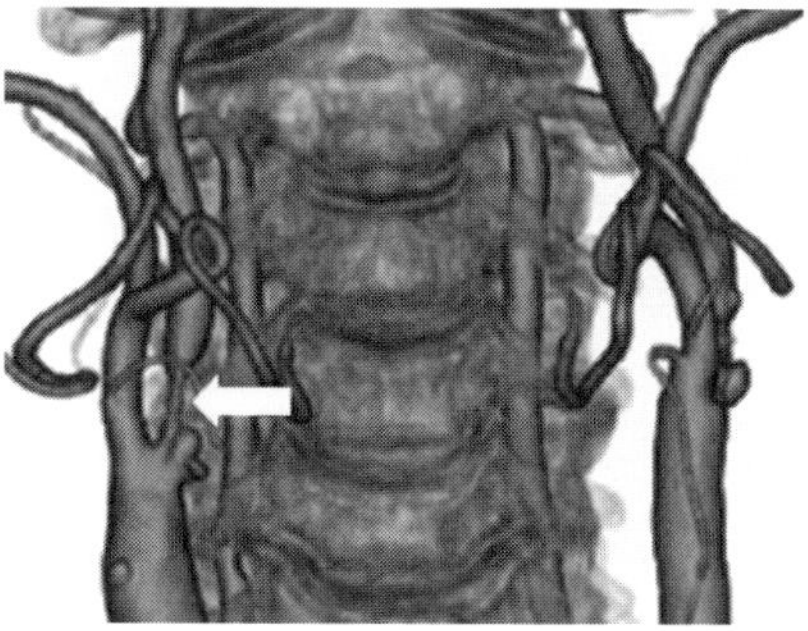

図 29. 脳動脈瘤の 3 DCTA 画像

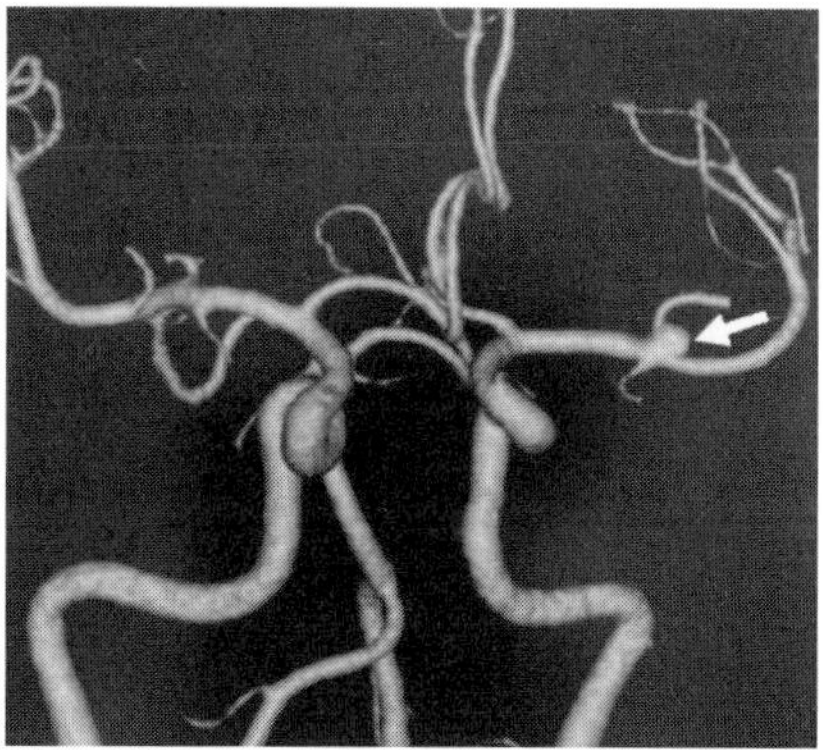

場合には、ＳＰＥＣＴの結果からバイパス手術を行ったほうがいいかどうかを判断します。

脳波は、脳卒中の診断には役立ちませんが、脳卒中によるけいれんや意識障害の評価には有用です。脳卒中では、発症後２週間以内に起こる早期けいれんと、それ以後に起こる晩期けいれんがありますが、脳卒中後のけいれん発作（てんかん）の診断には脳波が必須の検査であり、脳波でてんかん波形がみられた場合には抗けいれん薬（抗てんかん薬）を投与する必要があります。また、重症の脳卒中では意識障害を伴いますが、脳波は意識レベルや脳死の判定に重要な検査となります。

第6章

認知症と脳卒中の予防法

認知症と脳卒中の危険因子は共通しています。その危険因子とは血管病の危険因子です。血管病の危険因子を是正すれば、脳卒中の大多数は予防可能であり、同時に認知症も予防できるのです。

認知症の予防法

認知症の危険因子の多くは脳卒中の危険因子

現在、認知症の発症を確実に予防できる薬剤やワクチンは残念ながら存在しません。認知症の発症を予防できることが証明されているのは脳卒中の予防法です。なぜかというと、認知症の危険因子の多くは、脳卒中の危険因子でもあるからです。

脳卒中の危険因子は生活習慣病です。具体的には、高血圧、糖尿病、脂質異常、喫煙、過量飲酒、心房細動、慢性腎臓病、肥満、不活発です。脳卒中はこれらの危険因子をすべて是正すれば、90％は予防可能であるといわれています（図3）。

認知症の危険因子も加齢や遺伝を除けば、これらの脳卒中の危険因子を是正することにより認知症の35％は予防することができるといわれています。また、生活習慣病をすべて管理すれば、認知機能の低下を抑制できることも報告されています（図30）。

図 30. 生活習慣病の管理による認知症の予防効果

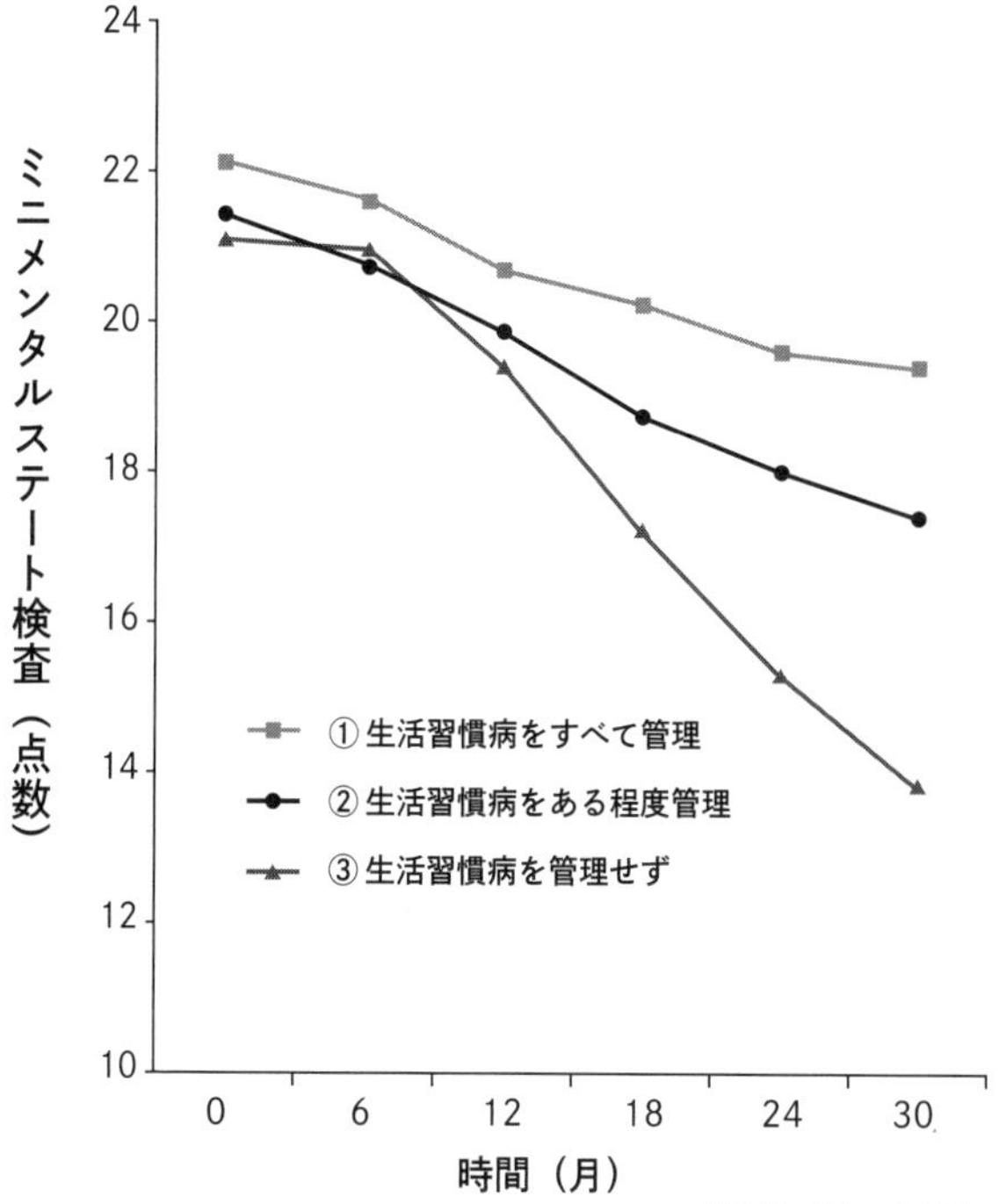

出典：Deschaintre Y ら Neurology 2009

ミニメンタルステート検査：
30 点満点で認知機能を評価する検査法で、
点数が高いほど認知機能が良いことを示す

脳卒中の危険因子を是正することにより認知症の 35% は予防することができるといわれており、この研究は生活習慣をすべて管理すれば、認知機能の低下を大きく抑制できることを示しています。

若年性認知症も予防可能

認知症は高齢者の病気と思われがちですが、若年期や中年期に、これらの血管性危険因子を放置することが老年期の認知症につながるのです。最近話題になることが多い若年性認知症も実は高齢者の認知症よりも血管性認知症の比率が高いのです。

すなわち、若年性認知症の多くは、予防することのできない神経難病ではなく、予防可能な病気なのです。若年期や中年期に血管性危険因子をきちんと管理すれば、老年期の認知症の発症を予防することができ、あるいは認知症の発症を遅くすることができるのです。

認知症を治す治療薬も予防薬と同様に現在まで存在しないので、認知症は一度発症してしまうと根本的な治療法がなく、進行を抑えることが困難です。しかしながら、若年期や中年期の血管性危険因子の管理によって多くの認知症が予防可能であることをぜひ知っていただき、脳卒中と認知症を同時に予防することを心がけてください。

日本では認知症が増え続けていることばかりが報道されていますが、英国では生活習慣の管理により65歳以上の認知症の発症率が20年間で２～３割減ったことが報告されています（図4）。とても勇気づけられるデータです。

WHO推奨の認知症予防12項目

世界保健機関（WHO）は、認知症の予防に以下の12の方法を推奨しています。

①身体活動、②禁煙、③健康的な食事、④節酒・断酒、⑤体重の管理、⑥高血圧の管理、⑦糖尿病の管理、⑧脂質異常症の管理、⑨うつ病への対応、⑩難聴の管理、⑪認知トレーニング、⑫社会活動です。

以下にその根拠と推奨《すいしょう》の程度を述べます。

①身体活動がないことは認知症のリスクを高め、活発な身体活動は認知症のリスクを低減するので、認知機能が正常な人に対して認知機能低下のリスクを低減させる対策として身体活動が強く推奨され、軽度認知障害の成人に対して認知機能低下のリスクを低減するために推奨してもよいとしています。

②禁煙は、他の健康上の利点に加えて、認知機能低下と認知症のリスクを低減する可能性があるため、喫煙している成人に対して禁煙が行われるべきであるとしています。

③地中海食（後述）は、認知機能正常または軽度認知障害の成人に対して認知機能低下や認知症のリスクを低下させるために推奨してもよく、健康的なバランスのとれた食事はすべての成人に推奨されるとしています。一方、認知機能低下や認知症のリスクを軽減するため、ビタミンB、ビタミンE、多価不飽和脂肪酸《たかふほうわしぼうさん》、複合サプリメントは推奨されないとしています。

④飲酒を減量または中断することは、他の健康上の利点に加えて、認知機能正常または軽度認知障害の成人に対して認知機能低下や認知症のリスクを低減するために行われるべきとしています。

⑤中年期の過体重や肥満に対する体重管理は認知機能や認知症のリスクを低減するため行ってもよいとしています。

⑥中年期の高血圧は老年期認知症のリスクを高め、高血圧は脳心血管病の危険因子でもあるため、高血圧の人に対しては血圧の管理を行うべきとしています。

⑦高齢期の糖尿病と糖尿病の合併は認知症のリスクを上昇させることから、糖尿病の人は糖尿病の管理を行うべきとしています。

⑧中年期の脂質異常症の管理は認知機能低下や認知症の発症リスク低減につながるの

で行ってもよいとしています。

⑨うつ病は認知機能低下や認知症と関連があるものの、抗うつ薬については科学的根拠が不十分なのでうつ病のガイドラインに従った対応を推奨しています。

⑩難聴は認知症の危険因子とされており、補聴器の使用が認知機能低下や認知症のリスク低減に有効かどうかは明らかではないが、コミュニケーション能力を改善するため補聴器を提供すべきとしています。

⑪認知トレーニングは、認知機能正常または軽度認知障害の高齢者に対して認知機能低下や認知症のリスクを低減するために行ってもよいとしています。

⑫社会活動と認知機能低下や認知症のリスクの低減との関連については十分なエビデンスはないものの、社会参加と社会的な支援は健康と幸福とに強く結びついており、社会的な関わりに組み込まれることは一生を通じて支援されるべきであるとしています。

脳卒中の予防法

脳卒中の危険因子には、是正できるものと是正できないものがあります。是正できない危険因子には年齢、性、人種があります。すべての人が1年毎に年をとっていきますし、性と人種は生まれたときに決まっており、自分で選ぶことはできません。

認知症の予防のところで述べたように、それ以外の高血圧、糖尿病、脂質異常、喫煙、過量飲酒、心房細動、慢性腎臓病、肥満、不活発という危険因子はいずれも生活習慣病であり、是正することが可能です。

その中でも高血圧、糖尿病、脂質異常は頻度の高い3大危険因子であり、それぞれ血圧、血糖、コレステロールが指標になり、塩分、カロリー、脂肪の摂取を控えることにより改善することができ、食事療法で管理目標を達成できなければ降圧薬、血糖降下薬、脂質低下薬の服用によりコントロールすることができます。

喫煙と飲酒は個人の嗜好《しこう》になりますが、脳卒中の予防には禁煙が推奨され、飲酒も適量にとどめることが推奨されます。喫煙は紙巻たばこだけではなく、電子タバコもやめるべきです。適量の飲酒とはビール1本、日本酒1合、ワイングラス1~2杯程度ですから、飲酒家にとってはずいぶん少ないと感じるかもしれません。

脳卒中には脳梗塞、脳出血、くも膜下出血の3種類がありますが、このすべてのタイプの脳卒中の危険因子となるのが高血圧です。血圧は高ければ高いほど脳卒中の危険度が高まります。逆にいえば血圧は低ければ低いほど脳卒中を起こしにくくなります。血圧が高いほど動脈硬化が進行し、血管が詰まりやすくも破れやすくもなるからです。

糖尿病と脂質異常は脳梗塞の危険因子です。喫煙も脳梗塞の危険因子ですが、くも膜下出血の強力な危険因子でもあります。飲酒は脳出血とくも膜下出血の危険因子であり、飲酒量が多いほど危険度が増します。適度な飲酒は脳梗塞の予防効果があるといわれていますが、さきほど述べたように適量の飲酒とはかなり少ない量であり、大量飲酒は脳梗塞の危険因子にもなります。

心房細動と慢性腎臓病は合併症ともいうべき病気ですが、高血圧、糖尿病、喫煙、飲酒、肥満は心房細動発症の危険因子であり、慢性腎臓病発症の危険因子でもあります。

脳動脈瘤は大きさ、形、部位によってくも膜下出血のリスクが異なります。リスクの高い動脈瘤が発見された場合には予防的に治療することがあります。予防的な治療としては、開頭を必要とするクリッピング術よりも負担の少ないコイル塞栓術やフローダイバーター留置術などの血管内治療が行われることが多くなりました（図31）。

危険因子の個別対策

では、認知症や脳卒中の危険因子について、それぞれ詳しくご紹介しましょう。

認知症や脳卒中は何もない状態からある日突然発症するわけではなく、放置されていた危険因子により密かに進行した血管病が認知機能や脳血管の障害として顕在化する病気です。これから述べる危険因子の数が多いほど、また程度が強いほど、発症リスクが大きくなりますが、これらの危険因子をしらみつぶしに是正すれば十分に予防が可能な病気なのです。健康長寿を実現するため、さあ今から以下に述べる危険因子対策を始めましょう。

高血圧

予防のためには若年からの対策がより重要

高血圧は血管性危険因子の中でも一般人口に占める割合が最も高いことから、脳卒中

図 31. 脳動脈瘤の治療

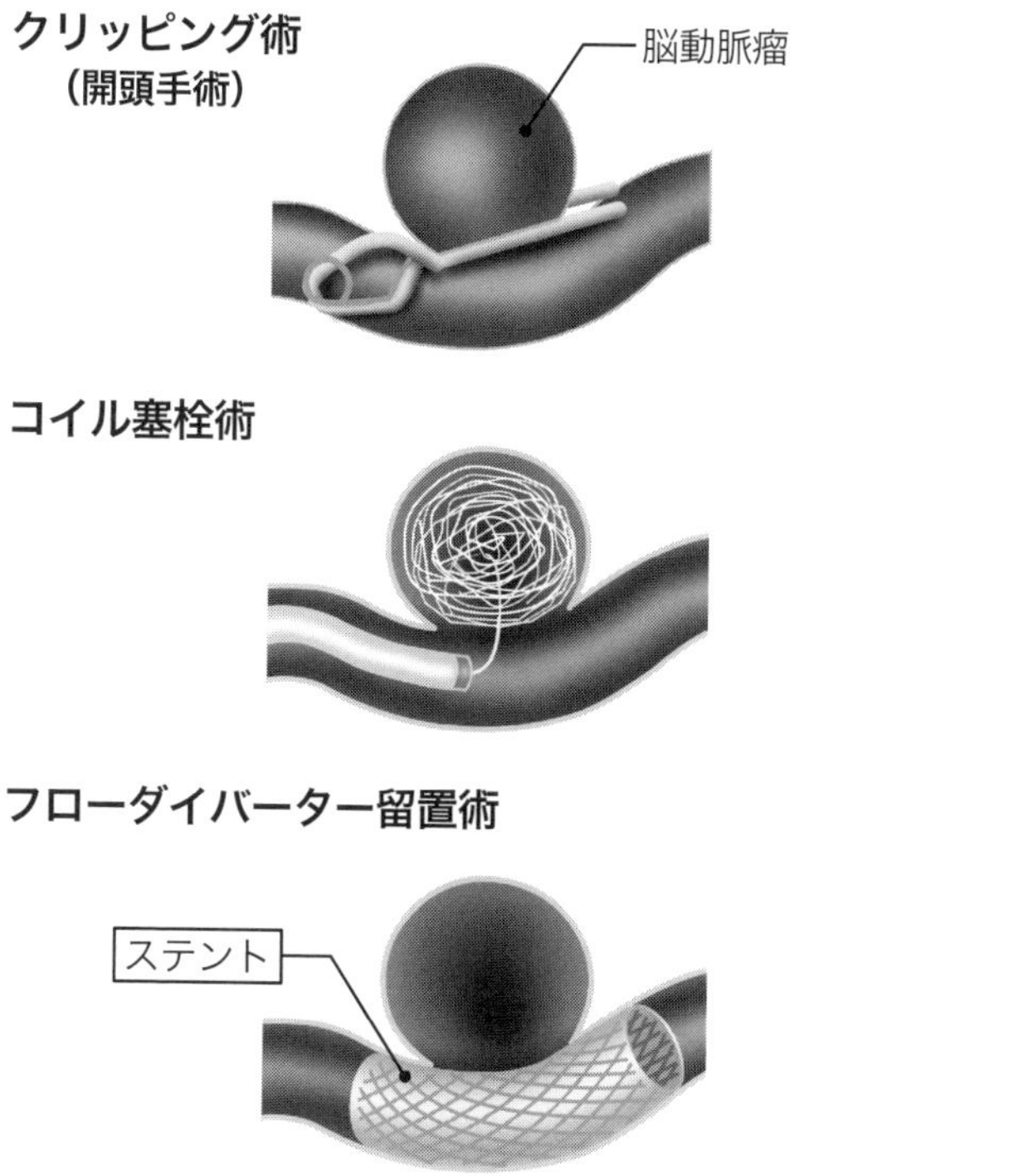

脳動脈瘤は大きさ、形、部位によってくも膜下出血のリスクが異なります。予防的治療として、開頭を必要とするクリッピング、コイル塞栓術やフローダイバーター留置術などの血管内治療があり、患者さんにより適切な術式が異なります。

と認知症への寄与度が最も高い危険因子であるといえます（図3）。

すでに述べたように、血圧が高ければ高いほど脳卒中を起こしやすくなります（図32）。この傾向は脳梗塞、脳出血、くも膜下出血に共通していますが、特に顕著《けんちょ》なのは脳出血とくも膜下出血からなる出血性脳卒中です。

血圧は高齢になるほど高くなる傾向がありますが、高血圧対策はすべての年齢層に必要です。ただし、脳卒中と認知症の予防という観点からは、若年からの対策がより重要です。高齢になってから血圧を管理するよりも、若年から血圧を管理するほうが脳卒中や認知症の予防にはより有効であることがわかっているからです。特に、認知症の予防にはこのことが強調されており、若年から中年期にかけての血圧管理が老年期の認知症予防にはきわめて重要であることがわかっています。逆にいうと、中年期まで高血圧を放置していると、老年期になってから気づいても認知症の発症を防ぐことができなくなります。

図 32. 血圧と脳卒中の関係

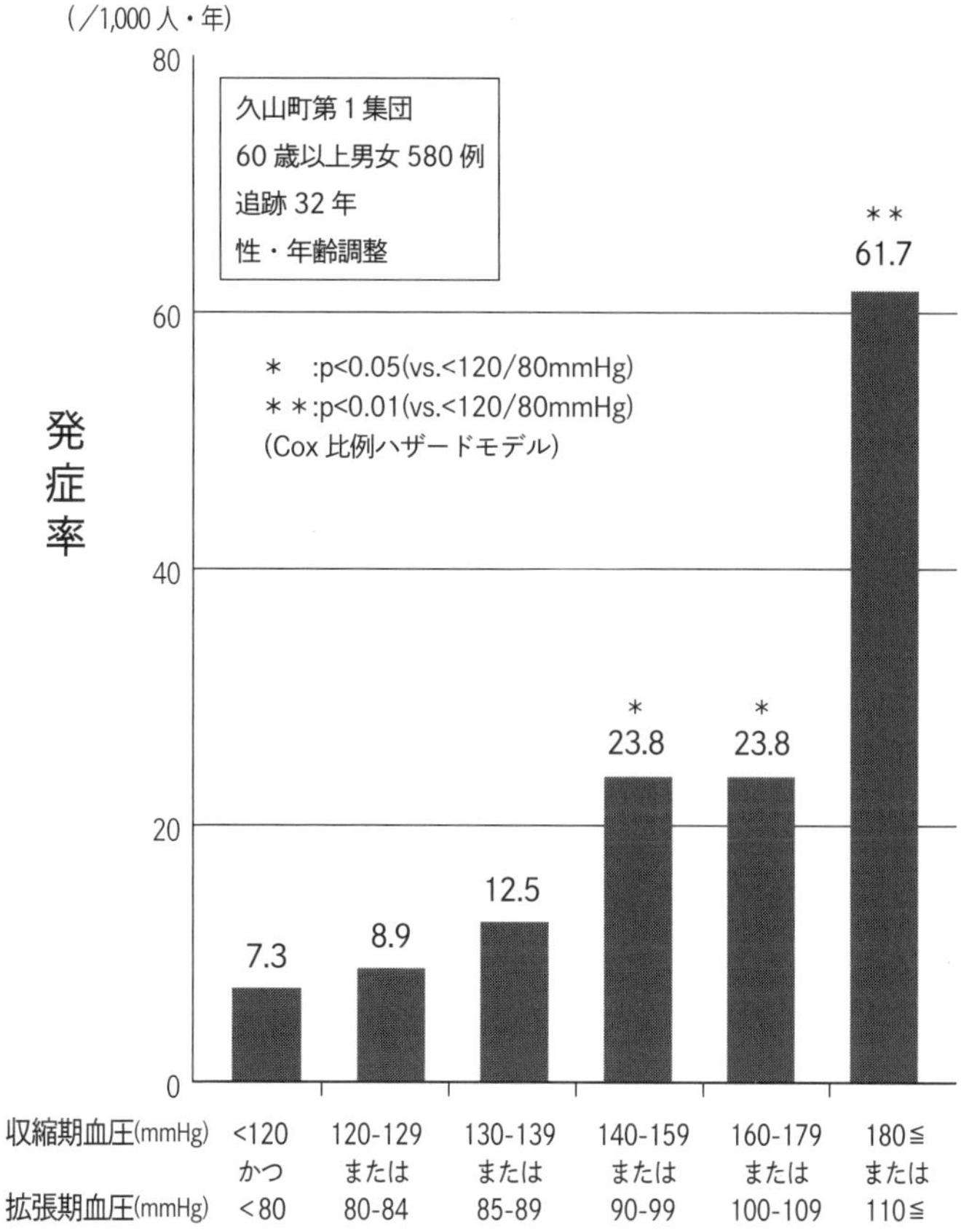

出典：Arch Intern Med 2003;163:361-366,2003

脳卒中は血圧が高ければ高いほど起こしやすくなり、低ければ低いほど起こしにくくなります。

血圧の正しい測り方

血圧は常に変動しているので1回測定した血圧値に一喜一憂するのではなく、1日の平均値、1週間の平均値、1か月の平均値で評価することがより重要です。血管に対する一時的な負荷よりも持続的な負荷の方が動脈硬化の進行や破綻にはより強く影響するからです。家で血圧を自己測定すると高くないのに、病院で医師に血圧を測定してもらうとすごく高い値になってしまう人がいて、白衣高血圧と呼ばれています。医師は診察時の血圧しか情報がないと、その血圧値に対応して降圧薬を処方するので、過量投与になる危険性があります。逆に、朝に降圧薬を飲んでいる人は受診時には血圧が下がっている（仮面高血圧）ので、医師は過信してしまい、降圧薬を不適切に減量してしまうかもしれません。このような誤りを防ぐため家庭血圧の自己測定が必要になります。

家庭用の血圧計は家電販売店や調剤薬局で入手できます。上腕、手首、指先で測定する機器がありますが、上腕で測定する血圧計をお勧めします。上腕、手首、指先と先のほうで測定するほど血圧値が不安定になりやすいからです。血圧は1日2回、朝食前と夕食前に測定してください。起床直後と寝る前に測定する人が多いのですが、それは間違いです。起床直後は体を覚醒させようとして交感神経が優位になっているため血圧値が高く出すぎてしまい、寝る前は体を安眠させようとして副交感神経が優位になっているため血圧値が低くなりすぎてしまうからです。入浴後も血管が拡張している状態になるため血圧は低くなります。入浴後に立ちくらみしやすいのはそのせいです。運動後も副交感神経が優位な状態になるので血圧は低くなりますので、運動時に血圧測定をするのであれば運動前に行ってください。

血圧測定は1度ではなく、2度、できれば3度続けて測定してください。多くは一度目が高くなりやすく、繰り返すうちに落ち着いてきますが、2度以上測定する場合はその平均値を記録してください。一番低い値を記録しないでください。あくまで平均値が客観的な指標になるからです。

血圧計は心臓と同じ高さに置き、2~3分安静を保って2~3回深呼吸をした後に測定してください。血圧値は上の値（収縮期血圧）も下の値（拡張期血圧）も重要ですが、正常値は上が130（mmHg）未満、下が80（mmHg）未満です。降圧薬を服用していても1か月間の平均値135/85mmHg以上であれば降圧療法を強化する必要があります。

若年者では拡張期高血圧が多く、高齢者では収縮期高血圧が多い傾向があります。特に、高齢者では動脈硬化の進行とともに下の血圧（拡張期血圧）がむしろ低下する傾向があるので、上の血圧と下の血圧の差が大きくなります。したがって、高齢者の血圧管理では上の血圧（収縮期血圧）が指標となり、下の血圧（拡張期血圧）は指標となりません。

血圧管理に最も重要な塩分制限

血圧管理には塩分制限がもっとも重要です。食塩を摂りすぎると、高くなった塩分濃度を下げるため体内に水分が貯留し、血液の量が増加して血管に対する圧力が大きくなります。夏に血圧が下がりやすいのは、汗とともに塩分が排出されるためです。ガイドラインでは1日塩分摂取量を6グラム未満にすることが求められています。

この値は塩分摂取が多い日本人にとってはかなりきつい制限ですが、努力目標として念頭に置いてください。日本人は遺伝的に塩分感受性高血圧が多いといわれていますので、塩分制限は日本人では特に有効であるといえます。食塩そのものをはじめ、漬物、みそ汁、麺つゆなど塩分の多い食べ物は特に注意する必要があります。ラーメン一杯のつゆを飲み干しただけで1日の塩分摂取量の限度を超えてしまいます。外食やインスタント食品も濃い味にするため塩分が多いので注意してください。焼き鳥なども調理を見ていると大量の食塩を振りかけているのがわかります。

塩分が少ないと料理が味気なくなりやすいので、代わりに酢やレモンなどで味付けするように工夫してください。カリウムやマグネシウムを多く含む食品は血圧を下げる効果が期待できます。カリウムやマグネシウムは野菜、果物、魚介類に多く含まれますので、これらの食品を多く摂取することを推奨している地中海式ダイエットやダッシュ（DASH）ダイエットは認知症や脳卒中の予防にもお勧めです。

降圧薬服薬のポイント

塩分制限で血圧が管理目標値を達成できない場合にはお薬を飲む必要があります。多くの患者さんが血圧の薬は飲み始めると一生飲み続けなければいけないのではないかと質問するのですが、降圧薬に限ってこのような質問が多いのは不思議な現象です。高血圧症のような慢性疾患は、感冒のような急性疾患と異なり、高血圧に限らず基本的に発症してしまえば自然治癒することはないので原則として一生飲み続けることが多いのが事実です。血圧は年齢とともに上昇する傾向があるのでなおさら飲み続けなければならないことが多いのです。

ただし、血圧が極端に低下した場合には減量または休薬が必要になります。夏季は血圧が低下しやすいので減量できることも少なくありません。特に血圧低下とともにめまいやふらつきがあった場合には主治医と相談してください。自己判断してはいけません。飲んだり飲まなかったりもいけません。1回の血圧値で判断するのではなく、1週間、1か月の平均値がどのくらいかが重要です。家庭血圧記録と自覚症状を報告して減量、休薬、継続するかは主治医の判断を仰いでください。一般的に、血圧は低ければ低いほどベターであることを忘れないでください。血圧が低いことを心配するより高いことを心配してください。

脳梗塞や心筋梗塞の再発を防ぐため抗血小板薬や抗凝固薬など、血液をさらさらにする抗血栓薬を飲んでいる人は特に厳しく血圧を管理する必要があります。抗血栓薬の合併症でもっとも問題となるのは出血であり、血圧管理が不十分だと脳出血の危険性が高まるからです。

糖尿病

アルツハイマー病を「脳内糖尿病」と呼ぶ研究者も

糖尿病は認知症と脳卒中の強力な危険因子です。血管性危険因子の中でも糖尿病は特に認知症の発症を促す危険因子と考えられています。糖尿病はアルツハイマー病と血管性認知症のどちらのリスクも高めることが報告されています（図33）。アルツハイマー病を3型糖尿病とか脳内糖尿病と呼ぶ研究者もいるくらいです。

糖尿病患者では血糖が高いほど認知症が進行しますが、経口血糖低下薬やインシュリンで低血糖を起こすことも認知症の原因になります。糖尿病の患者さんの中には、食べ放題、飲み放題の快楽主義者で医者泣かせの人が少なくないのですが、そのために高血圧、脂質異常、喫煙習慣、肥満を合併しやすく、これらの危険因子が数多く合併するほど、アルツハイマー病も血管性認知症も発症しやすくなりますし、進行もしやすくなるといえます。

糖尿病の食事と運動

糖尿病の治療でもっとも大事なのは、食事と運動です。糖尿病の患者さんの多くに肥満がみられますが、このような患者さんの食習慣の特徴として、早食いのため満腹感を得にくく、つい食べ過ぎてしまう、夕食が遅く夜食を食べることが多い、甘いお菓子や飲み物を好む、などが挙げられます。また、飲酒量が多いと、それだけでカロリーオーバーとなります。糖尿病になる患者さんの中には食べ物や飲み物に対する誘惑に弱く、自分に厳しさが足りない人が少なくないのですが、これらの飲食習慣を改める必要があります。

ただし、食事療法としては、糖質だけを制限するのではなく、糖質・タンパク質・脂質をバランスよく摂取する必要があり、ビタミンやミネラルも十分に摂る必要がありますす。このような食事を実行するには、糖尿病の食品交換表が参考になります。書店やインターネットで簡単に入手できますので、ぜひ参考にしてください。

糖尿病の患者さんには食事療法とともに運動療法がきわめて重要です。運動による消費エネルギーが食事による摂取エネルギーを上回れば標準体重まで減量することができ

図 33. 糖尿病の認知症リスク

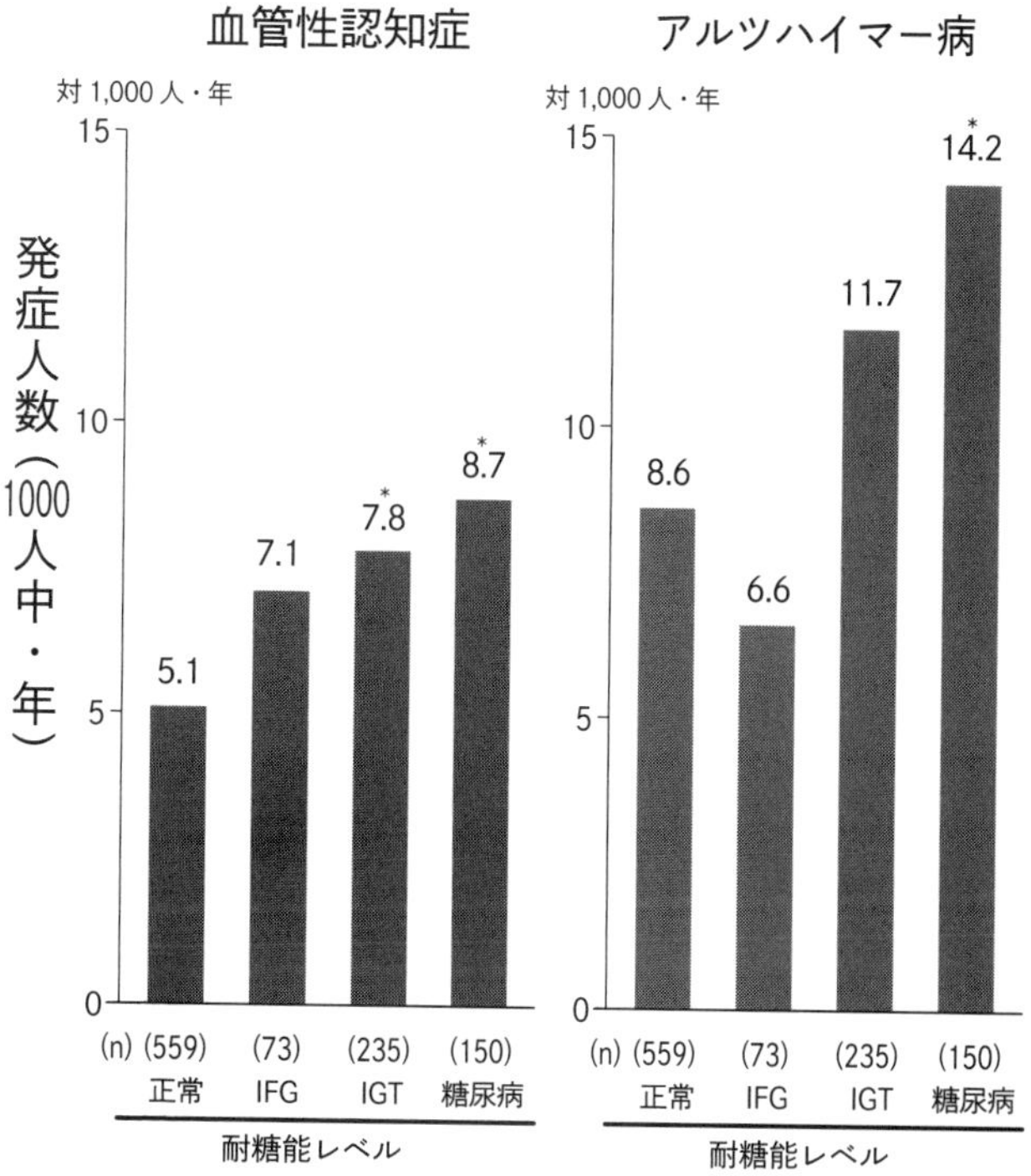

久山町男女 1,017 人、60 歳以上、1988-2003 年、性・年齢調整
IFG：空腹時血糖異常、IGT：耐糖能異常
＊p<0.05vs 正常

出典：INeurology 2011;77:1126-1134

糖尿病はアルツハイマー病と血管性認知症のどちらのリスクも高めることが報告されています。

るからです。

標準体重（kg）は身長（m）×身長（m）×22で計算されます。身長が160㎝ならば、標準体重は1・6×1・6×22＝56・3kgとなります。

肥満度は体重（kg）÷［身長（m）の二乗］で計算され、BMI（body mass index）と呼ばれ、BMIが25未満なら合格です。

運動はジムなどでの筋肉に激しい負荷をかける筋トレのような無酸素運動ではなく、ウォーキング、ジョギング、サイクリング、水泳、ラジオ体操などの有酸素運動がお勧めです。ウォーキングは身体的に可能であれば1日1万歩をめざしてください。運動は毎日でなくても構いませんが、少なくとも週4時間以上行うことが勧められます。

糖尿病の薬物療法のポイント

食事療法や運動療法を2～3か月行っても血糖コントロールがうまくいかない場合には経口血糖降下薬を飲む必要があります。

薬物療法の目安としては、最近数か月間の血糖の平均値の指標であるヘモグロビンＡ１ｃ（ＨｂＡ１ｃ）が参考になります。空腹時血糖が100mg/dl以上ある場合は、糖尿病予備軍（125mg/dl以下）か糖尿病（126mg/dl以上）の可能性が高いのでＨｂＡ１ｃを測定する必要があります。ＨｂＡ１ｃの正常値は５・９％以下であり、６・０〜６・４％が糖尿病予備軍、６・５％以上が糖尿病の可能性が高いとされています。食事療法や運動療法でＨｂＡ１ｃが７・０％未満にならない場合には薬物療法を行う必要があります。

糖尿病の薬物療法には経口血糖降下薬とインスリン注射があります。薬は主治医の判断により症状に応じたものが選ばれます。

経口血糖降下薬には多くの種類がありますが、主治医がどの薬を選択するかは、合併症抑制に効果があるか、病態に適しているか、禁忌事項に当てはまらないかなどを考慮して決定します。ＨｂＡ１ｃが10％以上、速やかに血糖を下げたい場合、重篤な感染症、全身管理が必要な外科手術などではインスリン注射が必要になります。

薬物療法を行っていても、食事療法や運動療法が重要なことはいうまでもありません。

脂質異常症

脂質異常症は、高血圧の次に頻度の高い危険因子です。

脂質異常症には高ＬＤＬ血症、低ＨＤＬ血症、高中性脂肪血症が含まれます。ＬＤＬは低比重リポ蛋白の略語で、悪玉コレステロールとして知られています。ＨＤＬは高比重リポ蛋白の略語で、善玉コレステロールとして知られています。ＬＤＬや中性脂肪の値が高かったり、ＨＤＬの値が低かったりすると動脈硬化が進行して脳梗塞のリスクが高くなります。

ＬＤＬは140mg/dl未満、ＨＤＬは40mg/dl以上、中性脂肪は150mg/dl未満が正常値です。総コレステロール値は240mg/dl未満が正常値です。

ＬＤＬ（悪玉）コレステロール

ＬＤＬコレステロールは肉類、乳製品、卵などコレステロールを多く含む食品を摂りすぎると増加します。牛肉や豚肉のロースは脂肪が多いので摂りすぎないように注意が必要です。鶏肉のささみや胸肉は脂肪が少ないのでお勧めです。

脂肪の多い乳製品には牛乳、ヨーグルト、チーズ、バター、ケーキ、アイスクリーム、マヨネーズがあります。牛乳やヨーグルトは健康に良い他の成分が多く含まれていますが、ＬＤＬコレステロール値が高い人は毎日摂るのであれば少なくとも低脂肪、できれば無脂肪が望まれます。チーズはヨーグルトとともに地中海式ダイエットでは毎日食べるべきものの一つですが、量の問題であり、ＬＤＬコレステロール値が高い人は食べ過ぎに注意しましょう。

これらの脂肪に対して、魚の脂肪はイコサペンタエン酸（ＥＰＡ）やドコサヘキサエン酸（ＤＨＡ）などを含んでおり、イワシやサバなどの青魚はＥＰＡやＤＨＡが豊富なので動脈硬化、血栓症、認知症の予防効果があるといわれています。

ＨＤＬ（善玉）コレステロール

ＨＤＬを単独で確実に増やすことが実証されている食べ物は残念ながらありませんが、運動をするほどＨＤＬが増えやすくなり、運動不足はＨＤＬを低下させることがわかっていますので、ＨＤＬを増やすためにも運動、特に有酸素運動がお勧めです。また、喫煙はＨＤＬを低下させますので、喫煙者がＨＤＬを増やすには禁煙する必要があります。また、赤ワインにはＨＤＬを増やすポリフェノールなどの成分が含まれているので、グラス１杯の赤ワインもお勧めです。残念ながらこのような成分が除去された白ワインにはＨＤＬを増やす効果はありません。また、体重が増えるとＨＤＬが低下しやすくなり、減量するとＨＤＬが増えやすくなりますので、肥満があってＨＤＬが低い人には減量が推奨されます。

中性脂肪

中性脂肪はお酒の飲みすぎや炭水化物の摂りすぎで高くなります。働き盛りの男性で中性脂肪の値がすごく高い人をみかけますが、ほとんどがお酒の飲みすぎです。お酒を飲まないのに中性脂肪が高い人は炭水化物の摂りすぎです。炭水化物の多い食品は、米、パン、麺類などの主食類、イモ類、お菓子などです。中性脂肪が高い人はこれらの摂取を減らす必要があります。

喫煙

1日1本しか吸わない人でもリスクが高くなる

喫煙は脳梗塞の原因となる動脈硬化の強力な危険因子です。

喫煙すると血管の内側を覆っている内皮細胞の機能が低下して、血管を拡張したり血栓をできにくくしたりするプロスタサイクリンや一酸化窒素の合成が少なくなり、血管の内腔が狭くなったり、血栓ができやすくなったりします。また、喫煙すると発生する一酸化炭素とヘモグロビンが結合して骨髄が貧血と誤認して赤血球をたくさん作ってしまい、多血症といいますが、血液が濃くなりすぎて血管が詰まりやすくなります。さらに、喫煙は善玉コレステロール（ＨＤＬ）を減らしてしまい脳梗塞のリスクを高めます。

喫煙はくも膜下出血のリスクも高めます（図34）。これは、喫煙がくも膜下出血の原因となる動脈瘤の壁を弱くして破裂しやすくするためと考えられています。くも膜下出血は発症すると約４割の人が死亡する非常に恐ろしい病気です。脳動脈瘤が発見された人や血縁にくも膜下出血を起こした人は必ず禁煙してください。

２０１５年に発表された久山町研究の結果によれば、中年期と老年期の喫煙はいずれも認知症発症リスクに関連し、特に中年期の喫煙はアルツハイマー病と血管性認知症の発症に関連していたと報告されています。ニコチンは強力な血管収縮作用による脳の血流障害が起こるため脳細胞が早く死滅して認知症が進行すると考えられます。このように禁煙は認知症予防の観点からも重要です。喫煙本数が多いほど有害ではありますが、１日１本しか吸わない人でもリスクが高くなるといわれていますので、節煙ではなく、禁煙をしてください。

禁煙は脳卒中と心筋梗塞を半分に減らす効果があり、喫煙者におけるこの効果は他の危険因子に対するどのような薬剤の効果より大きいのです。禁煙するだけなら医療費は不要です。すなわち、禁煙はもっとも医療経済効果の高い予防法なのです。また禁煙は受動喫煙者のリスクを減らす効果もあります。２０１６年の厚労省研究班の調査によると、受動喫煙による年間死亡者数は、脳卒中が８１００人で、虚血性心疾患の４４６０人や肺癌の２４８０人よりはるかに多かったと報告されています。

図 34. 喫煙の脳卒中リスク（ＪＰＨＣ研究）

＊非喫煙者のリスクを 1 としたときの相対リスク

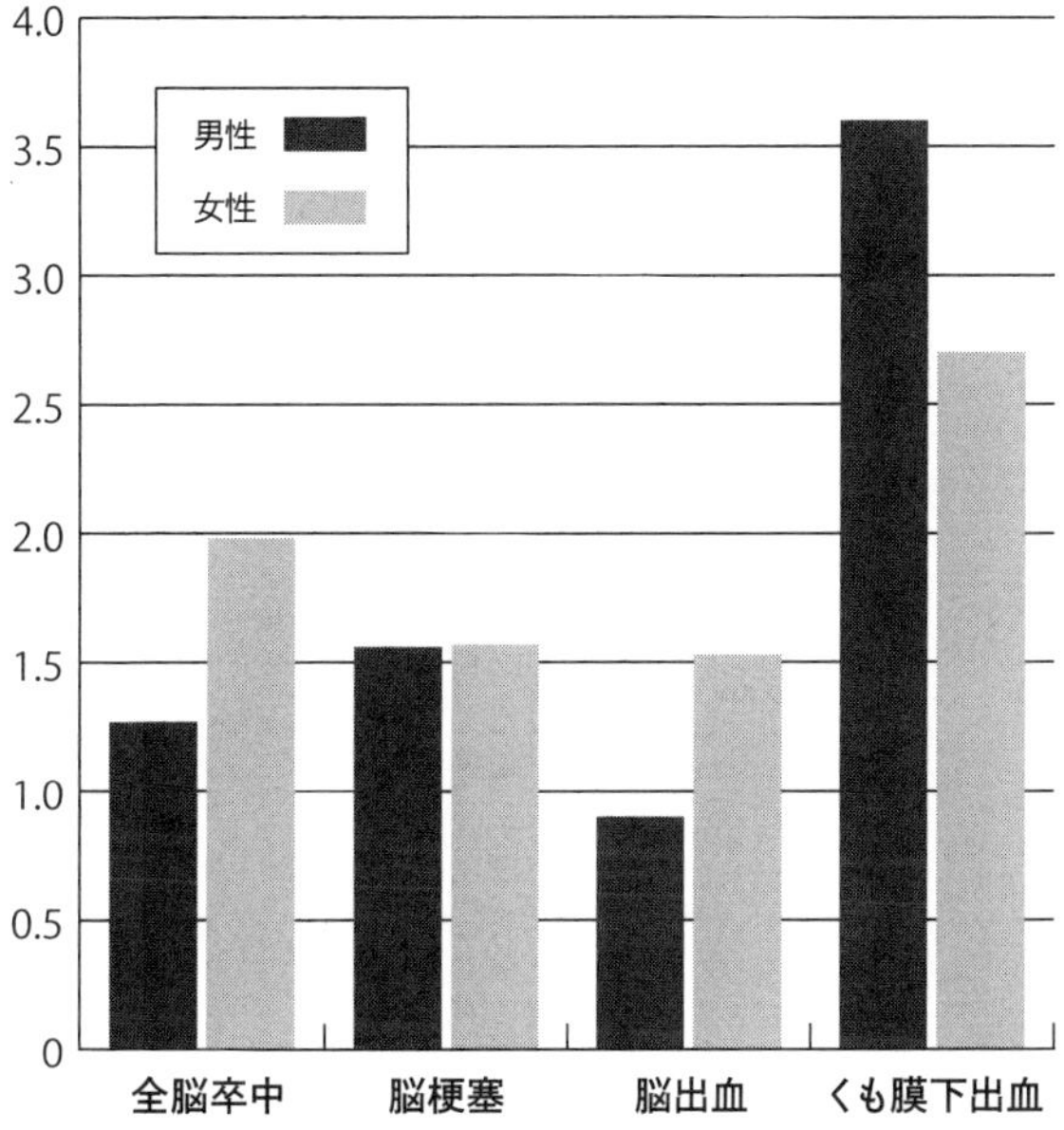

出典：The JPHC Study Cohort I. Stroke 2004; 35:1248-1253

喫煙は脳卒中のリスクを高めます。厚労省の研究班報告によると、喫煙により脳梗塞は男女同程度に、脳出血はより女性で、くも膜下出血はより男性でリスクが高まり、脳卒中の中ではくも膜下出血のリスクがもっとも高くなるという結果でした。

禁煙したい人に電子タバコは推奨できない

それでは、電子タバコは紙巻タバコより安全なのでしょうか？　電子タバコにはニコチンもタールも含まれています。電子タバコには発癌性のある有害物質が含まれています。電子タバコでも副流煙は発生します。電子タバコにより脳卒中や心筋梗塞が増加することが報告されています。したがって、禁煙したい人に電子タバコは推奨できません。

世界保健機関（ＷＨＯ）も日本呼吸器学会も電子タバコも紙巻きタバコと同様な規制が必要だと勧告しています。欧米より規制のゆるい日本で販促しようと目論んでいるタバコ会社の宣伝にだまされないでください。

喫煙を止めたい人には禁煙アイテムもそろっています。ニコチンガムやニコチンパッチのほかに禁煙外来を受診すれば経口禁煙薬も処方してもらえます。長いこと吸っているから今さら禁煙しても意味がないと言い訳をしてタバコを吸い続ける人が今でも少なくありませんが、禁煙は脳卒中や心筋梗塞の予防効果があり、数年間の禁煙で喫煙しない人と同じくらいに脳卒中や心筋梗塞の発症率を減らす効果があることが報告されています。

飲酒

適量の飲酒は脳梗塞の予防効果がある

飲酒の効果は喫煙ほど単純ではありません。飲酒と脳卒中の関係はU字型とかV字型とかと表現されますが、適量の飲酒は脳梗塞の予防効果があるといわれています。

たとえば、フランス人は脂っこいフランス料理を食べている割には脳梗塞や心筋梗塞が英米人より少ないのは赤ワインを一緒に飲んでいるからだとされており、これをフレンチ・パラドックスと呼んでいます。

欧米人と日本人のアルコール適量には大きな差がある

ただし、日本人は人種的にアルコールを代謝する酵素の働きが弱い遺伝子を持っている人が多いため、お酒に弱い人が多いという特徴があります。ジャパニーズ・フラッシュといいますが、日本人はお酒を飲むと顔が赤くなる人が多いのはそのためです。そのせいか、欧米人に比べてU字型やV字型の谷間が浅く、U字やV字の谷底は横軸の飲酒量が少ないほうにシフトしている傾向があります（図35）。

その結果、欧米人と日本人の適量には大きな差があり、欧米人の適量は日本人の過量になってしまうのです。ですから、欧米人では少量から中等量の飲酒に脳卒中の予防効果があるとされていますが、日本人に当てはめると少量までの飲酒が適量ということになります。そのため日本人の適量とは日本酒1合、ビール1本、ワイングラス1～2杯とされています（図36）。

一方、脳出血やくも膜下出血は飲酒量に正比例し、飲酒量が多いほどリスクが高まることがわかっています。すなわち、少なくとも大量飲酒はすべてのタイプの脳卒中のリスクを高めるといえます。

それでは、アルコールと認知症の関係はどうなのでしょうか？ アルコール依存症と大量飲酒者には脳萎縮が高い割合でみられ、大量飲酒やアルコール乱用の経験がある人では認知症が多いという調査結果から、大量飲酒は認知症の危険性を高めるといえます。

一方で、少量ないし中等量の飲酒は認知症の原因にはならず、認知症の予防効果があると報告されています。しかしながら、これらの報告はほとんどが海外からの報告であり、

図 35. 飲酒と全脳卒中の発症との関係

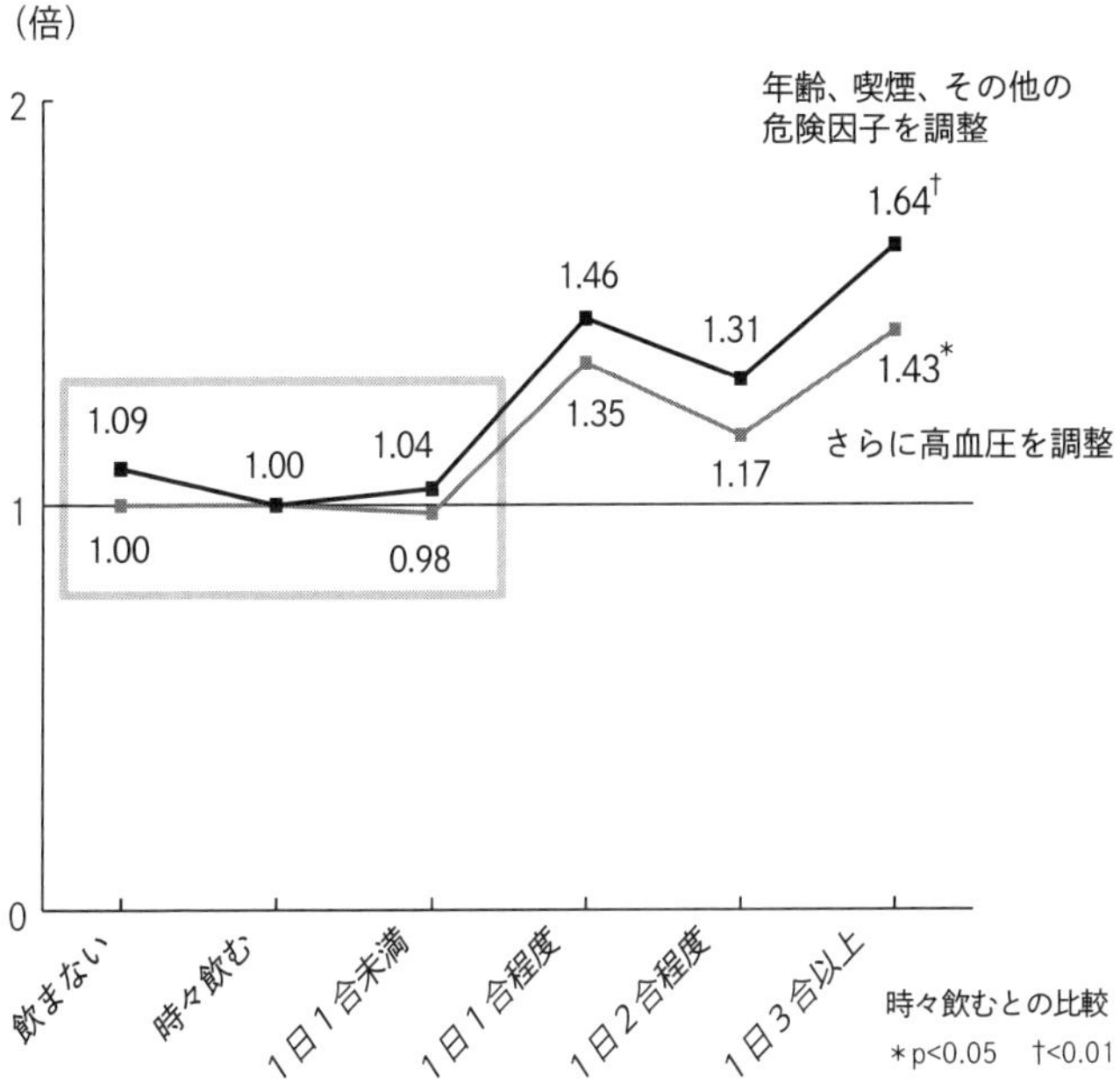

出典：Iso H et al. Stroke 2004;35:1124-1129

飲酒と脳卒中の関係はグラフに表すとＵ字型またはＶ字型を示し、適量の飲酒は脳卒中の予防効果があるといわれていましたが、日本人では欧米人に比べるとＵ字（Ｖ字）の谷間が飲酒量の少ないほうにシフトしており、しかも浅い傾向があります。

脳卒中のときと同様に少量と中等量の定義には人種差があることに注意する必要があります。また、中年期の高頻度の飲酒は低頻度の飲酒より高齢期の認知機能を低下させやすいとの報告があり、ハワイの日系人男性の調査ではビール1本相当以下の飲酒は認知機能低下がもっとも少なかったという報告もみられます。

これらの結果を併せて考えると、認知症の予防には脳梗塞の予防のときと同じように、日本人では少量の飲酒にとどめておいたほうがよさそうです。ちなみに、飲酒習慣のない人が飲酒すると認知症を予防できるかどうかは何の証拠もありませんので、お酒を飲まない、あるいは飲めない人が無理して飲酒する必要はありません。

肥満

肥満、特に内臓脂肪型肥満やメタボリック・シンドローム（メタボ）は認知症と脳卒中の両方の危険因子です（図37）。肥満になると血圧、血糖、中性脂肪の値が高くなり、メタボの状態になります。これらメタボの構成要素の数が多くなるほど認知症と脳卒中のリスクが高くなります。メタボの根本原因は肥満ですから、肥満の解消がもっとも重

図 36. 飲酒の適量の目安

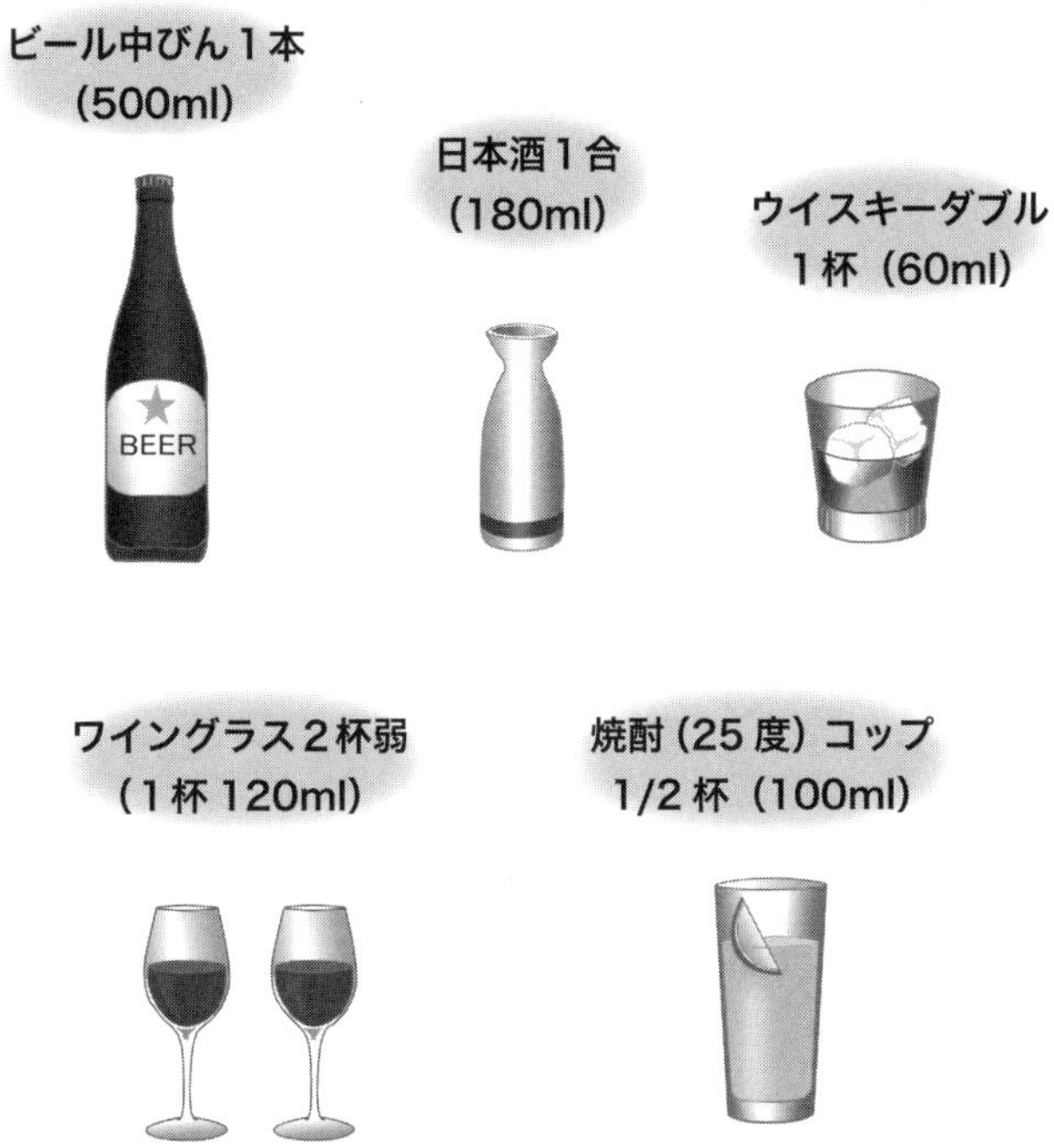
ビール中びん１本
(500ml)
BEER
日本酒１合
(180ml)
ウイスキーダブル
１杯 (60ml)
ワイングラス２杯弱
(１杯 120ml)
焼酎 (25 度) コップ
1/2 杯 (100ml)

適量とは、１日平均純アルコールで約 20g 程度のこと。
それぞれの飲み物に換算すると、上イラストの量が目安となる。

要です。肥満の程度はＢＭＩで判定され、メタボの判定にはウエストサイズ（腹囲）が重要です。ＢＭＩや腹囲が増すほど認知症や脳卒中のリスクが高まります。肥満は長期間に及ぶほど血管や脳に及ぼす影響が大きくなりますので、若年から肥満があるほど中高年になってから認知症や脳卒中を起こしやすくなります。

肥満の改善には食事と運動が重要です。食事は米、パン、麺類などの主食類とお菓子やケーキなどの間食を減らす必要があります。食事は野菜から食べ始めることと、一口ごとによく噛むと満腹感が得られるのでよいとされています。野菜から食べることは血糖の急激な上昇（高血糖スパイク）を防ぐことにも有用です。逆に早食いは満腹感を得られにくいので過食の原因になります。運動はウォーキング、ジョギング、水泳、サイクリングなどの有酸素運動がお勧めです。筋骨隆々の体型を目指して激しい筋トレのような無酸素運動をする必要はありません。また、急激な減量は危険ですので、徐々に行う必要があります。

適正体重は、これまでに説明したＢＭＩが目安になります。ＢＭＩで標準体重になったら、それ以上にやせる必要はありません。女性ではスリムになるほどスタイルがよく見えると思い込んで、標準体重を下回っても減量を続ける人がいますが、低体重（やせ、

図 37. メタボリック症候群

診断基準

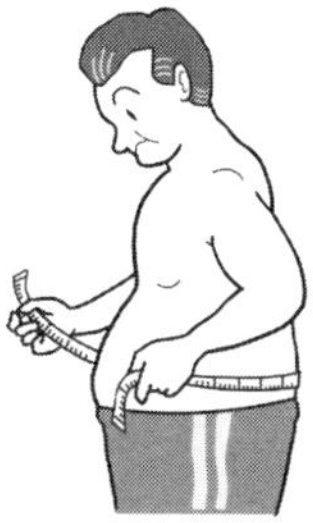

①腹部肥満（内臓脂肪の蓄積）

ウエスト周囲が **男性 85cm 以上**

女性 90cm 以上

②高脂血症

中性脂肪値が **150mg/dl 以上**、または

HDL コレステロール値が **40mg/dl 未満**

③高血圧

収縮期血圧が **130mmHg 以上**または

拡張期血圧が **85mmHg 以上**

④高血糖（空腹時高血糖）

空腹時血糖値が **110mg/dl 以上**

メタボリック
シンドロームでは、
へその高さの腹囲で
内臓脂肪の蓄積を
予測する。

①に加えて、②〜④の２つ以上があてはまると、メタボリックシンドロームと診断される。

ＢＭＩ18・５未満）はかえって寿命を短くするといわれていますので、過度な減量は避けてください。男性の肥満には節酒が有効です。アルコールは全般にカロリーが高いので肥満男性の多くは大量飲酒者です。飲酒は週末だけにするとか、週末も飲みすぎには注意してください。

実際、ダイエットとエクササイズによる減量は認知症や脳卒中の予防に有効であるばかりか、認知機能の改善や脳卒中の軽症化にも有効であることが報告されています。なお、地中海式ダイエットやＤＡＳＨ（ダッシュ）ダイエットは認知症や脳卒中の予防効果があり、体重管理（減量）にも有効であることがわかっています。

心房細動

不整脈を指摘されたら病名も確認する

心房細動は脳梗塞の非常に強い危険因子です。

脳梗塞の原因の４～５分の１は心臓病が原因であり、原因となる心臓病の大多数は心房細動です。不整脈にはいろいろな種類がありますが、期外収縮といって心臓の拍動（心拍）が1回だけポーンと早く起こる不整脈が脳梗塞の原因になることはありません。ただし、心室性期外収縮と異なり、心房性期外収縮は将来心房細動に発展する可能性があるので頻発するときは注意が必要です。このように健診や一般診療で不整脈を指摘されたら、それがどのような不整脈か病名まで確かめておくことが必要です。

心臓にできた血栓は脳の太い動脈を詰まらせやすい

心房細動は期外収縮と異なり、絶対性不整脈といって心拍と心拍の間隔がすべて不規則になる不整脈です（図38）。

また、心房細動には持続性（慢性）心房細動と発作性（一過性）心房細動があります。持続性心房細動の場合にはいつ心電図をとっても心房細動と診断できますが、発作性心房細動の場合には発作のとき以外には、心拍は規則的に打っていますので心電図を記録しても発見できません。心房細動の発作が起こると動悸、めまい、気分不快を伴うことがありますが、症状がまったくないこともあります。

原因不明の脳梗塞やＴＩＡでは長時間の心電図記録で発作性心房細動がないかを検索する必要があります。ホルター心電図で24時間の心電図記録を行ったり、必要であれば胸部の皮下にＵＳＢメモリーのような小さな装置を埋め込んでさらに長時間の心電図記録を行ったりします。最近では体外装着型の記録機器もたくさん開発されています。

長時間の心拍記録により1杯の飲酒でも心房細動発作のリスクが2倍に上昇するという結果が米国の内科誌に発表され話題になりました。また、米国ではアイフォン（iPhone）にアップルウォッチ（Apple Watch）のアプリをダウンロードして行った心房細動と脳卒中の大規模な研究が発表されて注目を集めました。

心臓弁膜症があると心房細動を併発しやすくなり、これを弁膜症性心房細動といいます。近年リウマチ熱による心臓弁膜症が少なくなっていますので、弁膜症性心房細動は減っています。これに対して弁膜症を合併していない心房細動を非弁膜症性心房細動といいます。非弁膜症性心房細動は加齢とともに発生しやすくなりますので、近年高齢者の増加により激増しています。

このため、心房細動による脳梗塞も激増しています。心房細動のような心臓病による脳梗塞を心原性脳塞栓症といいます。心房細動では左心房の中に血栓ができて、それが

図 38. 心房細動の心電図

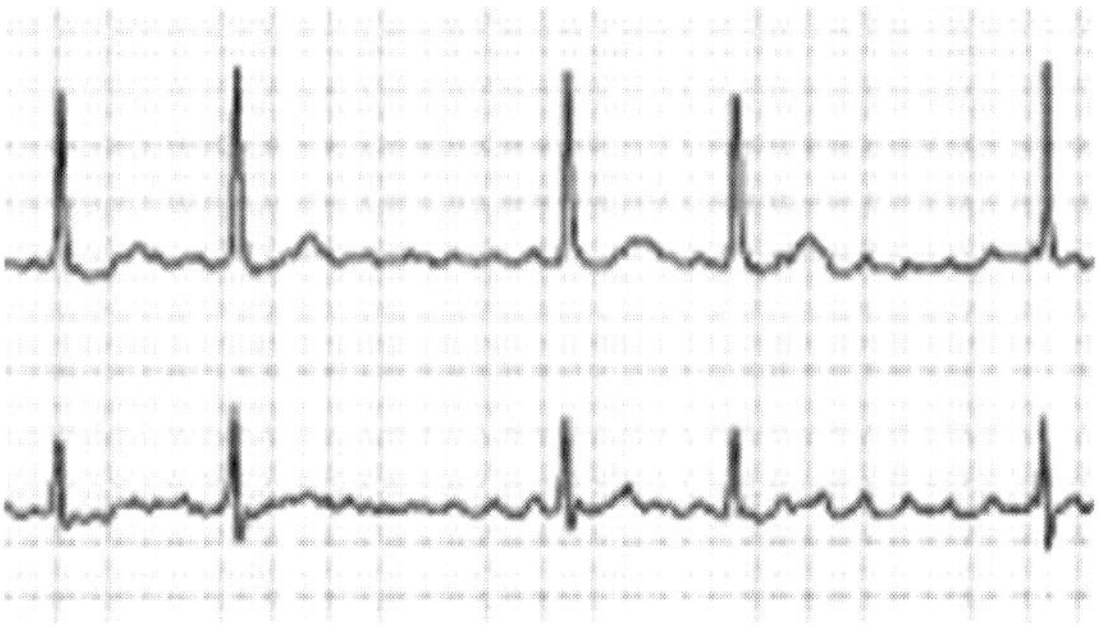

心房細動は絶対性不整脈といって、心拍と心拍の間隔がすべて不規則になり、基線の動揺がみられるのが特徴です。脳卒中の危険因子となる不整脈が心房細動です。

左心室と頸動脈を通じて脳内の動脈に侵入し、脳動脈を詰まらせることによって脳梗塞を起こします。高齢者に生じる重症の脳梗塞の多くは心房細動による脳塞栓症です。心臓の中にできる血栓は動脈の中にできる血栓より大きいので、脳の太い動脈を詰まらせやすいため重症の脳梗塞になりやすいのです。

心房細動は加齢が最大の危険因子ですが、高血圧、糖尿病、肥満、慢性腎臓病、飲酒、喫煙、心不全も危険因子となり、これらの危険因子があると心房細動を発生しやすくなります。

心房細動患者の脳卒中リスクスコア・CHADS$_2$スコア

心房細動患者の脳卒中リスクスコアとして、CHADS$_2$スコアがあります。Cは心不全、Hは高血圧、Aは年齢（75歳以上）、Dは糖尿病の頭文字であり、これらはそれぞれ1点に計算されます。最後のSは脳卒中の頭文字であり、脳卒中またはTIAの既往があると2点になります。これらを合計すると最高で6点になりますが、このスコアが高いほど脳卒中の発症リスクが高くなります（図39）。

脳卒中を予防するためCHADS$_2$スコアが2点以上の場合にはワルファリンという抗

凝固薬を飲むことが推奨されていましたが、最近では直接作用型経口抗凝固薬（DOACまたはNOAC）という便利な薬が登場し、$CHADS_2$スコアが1点でも服用が推奨されるようになりました。DOAC（NOAC）にはダビガトラン、リバーロキサバン、アピキサバン、エドキサバンという4種類の薬がありますが、ワルファリンと違って納豆を食べても問題なく、緑黄色野菜を制限する必要もなく、血液凝固検査で量を調節する必要もありません。

心房細動は認知症の危険因子にもなることが、最近注目されています。脳卒中によって起こる認知症を血管性認知症といいますが、血管性認知症はアルツハイマー病に次いで多い認知症です。心房細動は脳塞栓症の原因になりますので血管性認知症を生じやすいことは容易に理解できますが、心房細動があるとアルツハイマー病にもなりやすいのです。これにはさまざまな理由が考えられていますが、脳卒中と認知症に共通する危険因子の多くは心房細動の危険因子でもあることがまず挙げられます。次に、心房細動があると大きな血栓が太い脳動脈を詰まらせるだけでなく、小さな血栓がパラパラと脳に飛んで行き、脳の細い動脈を詰まらせ、脳卒中は起こさないまでも細かい梗塞をたくさん起こして、それが積み重なることによって認知症を起こす可能性もあります。また、心房細動が発生すると脈の不整によって脳の血流が減って長く持続すると脳の萎縮を起こすことも原因と考えられています。

私たちは、心房細動のある人は脳の深いところ（白質）に小さな梗塞のみならず虚血性白質病変も多いことを報告しています。さらに、心房細動による脳の循環障害が血管と神経細胞の間の栄養補給や老廃物の排泄を妨げることがアルツハイマー病の原因になることが推測されています。実際、心房細動がある人は脈拍が規則的な人と比べて認知症が早く始まって、認知機能の低下が速く進行することが報告されています。

心房細動の発生を予防するには、加齢は是正できませんが、それ以外の危険因子の管理が大切です。心房細動が発生してしまったら、CHADS$_2$スコアが1点以上の場合にはDOAC（NOAC）を飲む必要があります。最近改定されたガイドラインによれば、0点であっても、以下の①～⑥にあてはまる場合にはDOACの服用が推奨されています。①心筋症 ②65～74歳 ③血管疾患の合併 ④持続性・永続性心房細動 ⑤腎機能障害、低体重 ⑥左心房の拡大といった場合です。

図 39. CHADS2 スコアと脳卒中の年間発症率

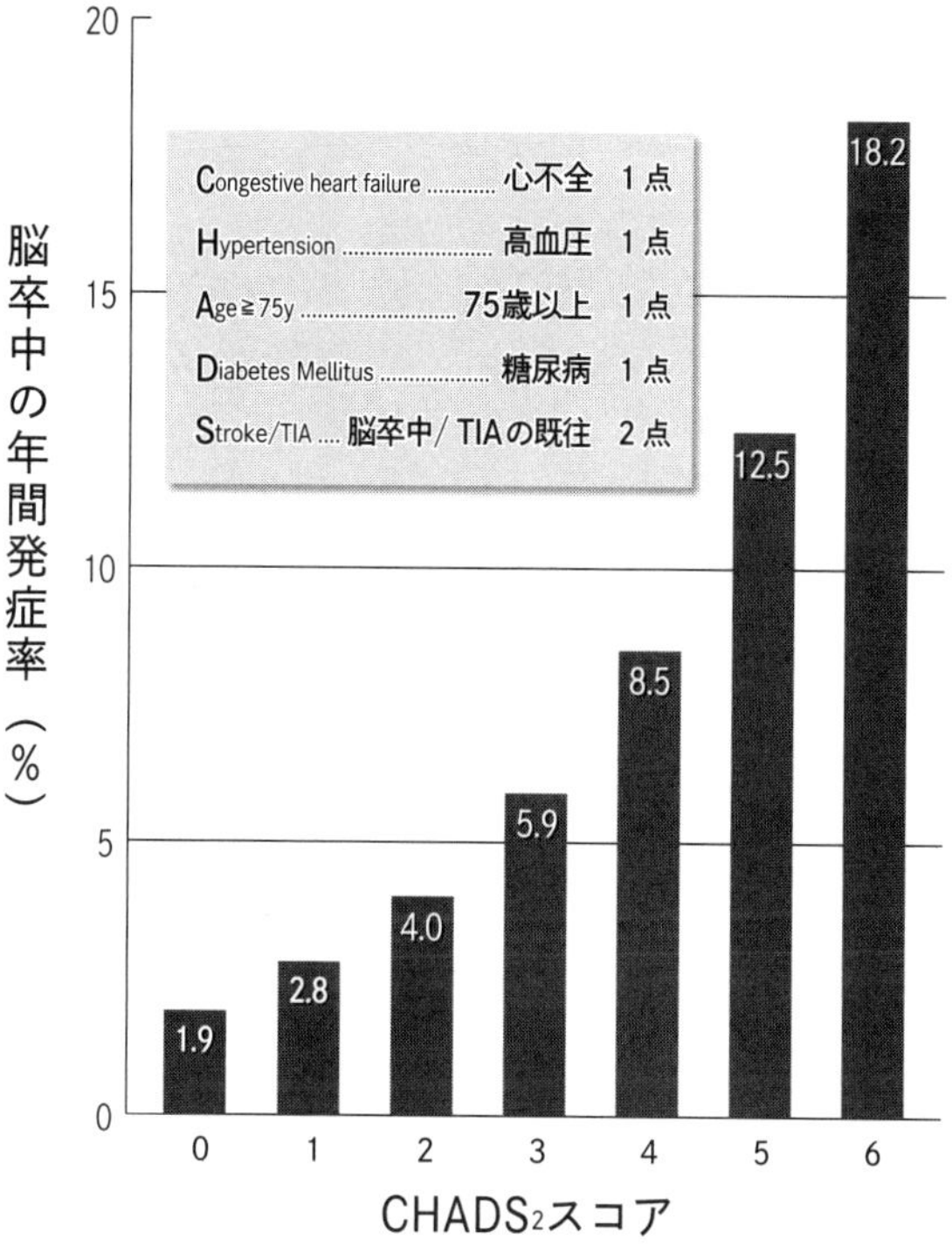

出典：Gage BF, et al: JAMA 285: 2864-2870, 2001

心房細動患者の脳卒中リスクスコアとしてCHADS 2スコアがあり、Cは心不全、Hは高血圧、Aは年齢（75歳以上)、Dは糖尿病の頭文字、このスコアが高いほど脳卒中の発症リスクが高くなります。

心房細動の治療

自覚症状のある発作性心房細動にはカテーテル・アブレーションという手術で治療する場合もありますが、アブレーション後も心房細動が絶対再発しないという保証はありませんので、手術後も抗凝固薬は継続する必要があります。心房細動のある人はアスピリンのような抗血小板薬を飲んでも脳卒中は予防できず、認知症も予防できませんが、抗凝固薬を飲むと脳卒中の予防効果だけでなく、認知症も予防できるらしいとの報告があり、現在抗凝固薬による認知症の予防効果を検討する治験が行われています。

慢性腎臓病

慢性腎臓病（ＣＫＤ）は腎機能が低下した状態です。ＣＫＤが進行すると腎不全になり、最後は人工透析を必要とするようになります。腎機能の指標はクレアチニンとｅＧＦＲ（推算《すいさん》糸《し》球体《きゅうたい》濾《ろ》過量《かりょう》）です。これらは通常の血液検査で一般的に測定されています。腎機能が低下するとクレアチニンが上昇し、ｅＧＦＲが低下します。ＣＫＤは、ｅＧＦ

Rが60未満か蛋白尿が3か月以上続くことと定義されています。

CKDが進行するほど脳卒中のリスクも認知症のリスクも高まります。CKDでは脳梗塞と脳出血の両方のリスクが増加します。腎不全が進行して透析にまで至ってしまうと脳梗塞の予防も脳出血の予防も非常に難しくなります。心房細動があって透析もしている患者さんでは、脳卒中を予防するため抗凝固薬を服用すると脳出血のリスクも高まってしまうのでやっかいです。したがってCKDは軽症のときから腎機能の低下を防ぐ対策が重要となります。

CKDの危険因子は血管病の危険因子と同じですが、近年では透析が必要になるような重症の腎不全の原因の大多数は糖尿病であり、糖尿病性腎症といいます。また、高血圧もCKDの重要な危険因子であり、高血圧の管理が悪いと高血圧性腎硬化症といって腎臓が萎縮し、腎機能が低下します。このように、CKDの発症予防と進行抑制には血糖と血圧の管理がきわめて重要です。

夏は発汗による脱水で血液が濃縮し腎機能が低下しやすくなりますので、水分補給を十分に行わないと抗凝固薬が腎臓から排泄されにくくなり、血液中の濃度が高まって効果が強くなりすぎてしまい、出血しやすくなるので注意が必要です。また、腎機能が低下すると造影剤が使用しにくくなるので、造影剤の点滴が必要な脳血管や頸動脈のCT検査ができなくなる場合があります。

食事

世界保健機関（WHO）が推奨する食事療法に、地中海式ダイエットがあります（図40）。地中海式ダイエットは地中海諸国の食習慣からヒントを得た食事療法です。

地中海式ダイエットでは、牛肉や豚肉は月に数回、お菓子やデザート、卵、鶏肉、魚は週に数回、チーズ、ヨーグルト、オリーブオイル、果物、豆類・ナッツ、野菜とパスタ、米、クスクス、全粒パン、その他の穀類、イモ類は毎日摂り、日々の身体活動を行うことが推奨されています。また、飲み物は1日にワインをグラスに1～2杯、水を6杯飲むことが推奨されています。地中海式ダイエットには認知症と脳卒中や心筋梗塞の予防効果があるとの多くの報告があり、科学的なエビデンスのあるダイエットとして推奨されています。

WHOが地中海式ダイエットとともに推奨している食事療法にダッシュダイエット

図 40. 地中海式ダイエットのピラミッド

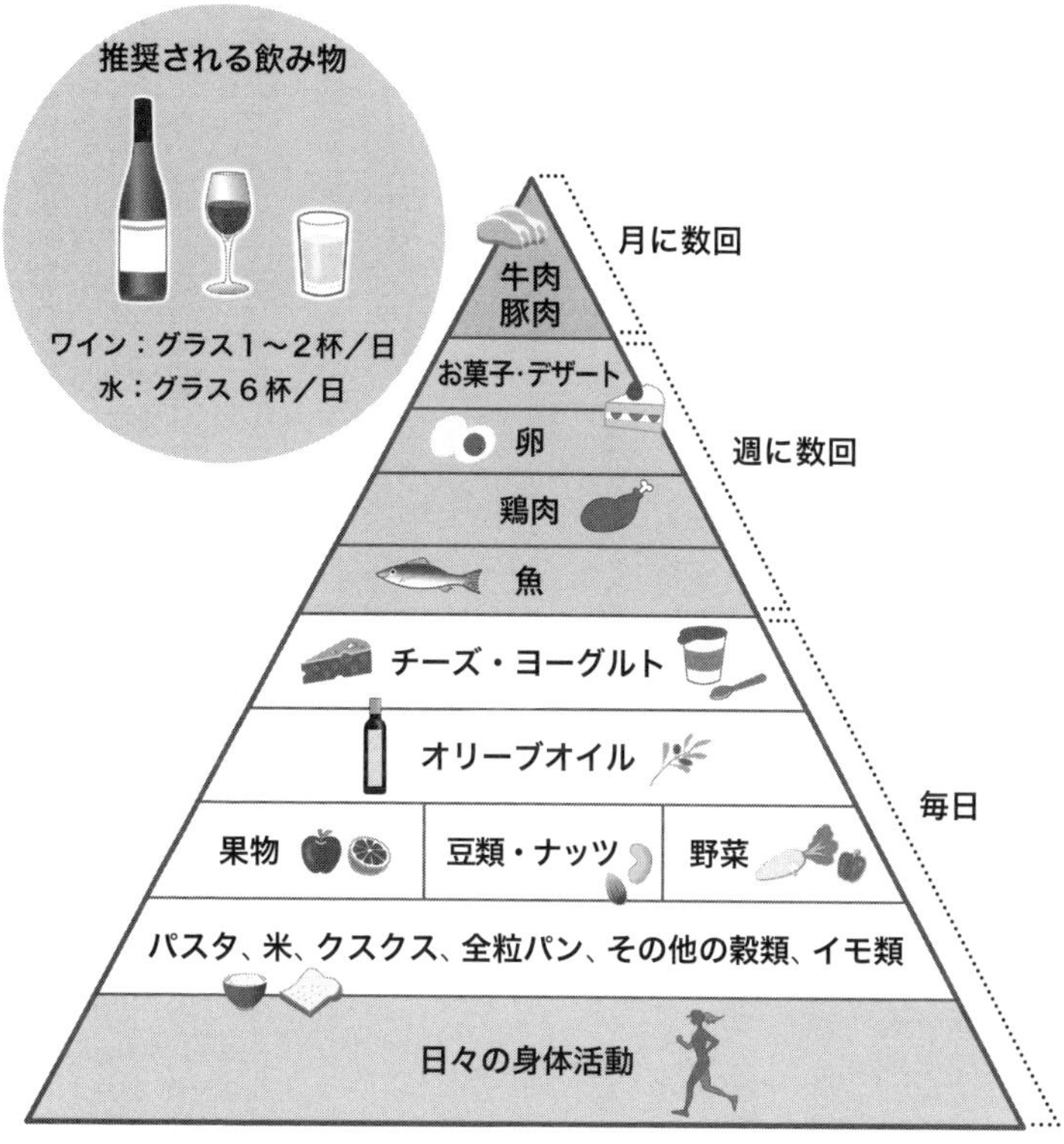

（DASH diet、Dietary Approaches to Stop Hypertension）があります。

ダッシュダイエットは、アメリカ国立衛生研究所（ＮＩＨ）が、高血圧を予防し治療するために推奨している食事療法のことです。ダッシュダイエットでは、果物、野菜、全粒穀物、低脂肪食品を十分に摂取します。制限するのは、砂糖で甘くした食品や飲料、肉の脂身やマーガリンなどの「悪い油」です。ダッシュダイエットは、バランスの取れた栄養素を摂取できるようにデザインされており、カリウム、カルシウム、マグネシウム、蛋白質、食物繊維が十分に含まれています。ダッシュダイエットにより高血圧患者では収縮期血圧が平均11.4mmHg低下し、総コレステロール値もＬＤＬコレステロール値も低下したと報告されています。その後の疫学調査では、肥満予防・減量効果、脳卒中・心筋梗塞や認知症の予防効果も報告されています。

地中海式ダイエットとダッシュダイエットを組み合わせたＭＩＮＤ（Mediterranean-DASH Intervention for Neurodegenerative Delay）食も実用的でわかりやすい認知症予防のための食事療法として最近提案されました。ＭＩＮＤ食では、摂取すべき10食品と摂取を控えたい5食品が挙げられています（図41）。

図 41. MIND 食

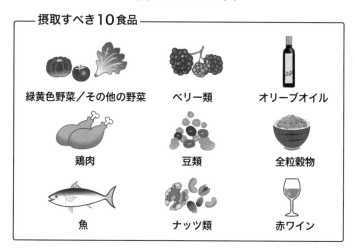

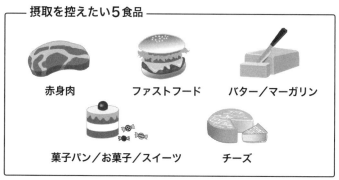

地中海式ダイエットとＤＡＳＨダイエットを組み合わせたＭＩＮＤ食も実用的でわかりやすい認知症予防のための食事療法として最近提案されました。

運動

運動には無酸素運動と有酸素運動があります。

無酸素運動は短い時間で強い力を発揮する運動です。ウエートトレーニング（筋トレ）や短距離走などが挙げられます。酸素を使わずに筋肉を動かす運動です。

有酸素運動は筋肉に弱い負荷がかかり続ける運動です。大きな疲労を感じることなく長時間続けられる運動です。ウォーキング、ジョギング、水泳、サイクリングなどが挙げられます（図42）。

有酸素運動は酸素を使って筋肉を動かすためのエネルギーを作り出す運動です。筋肉には素早く収縮することができる速筋とゆっくり収縮する遅筋があります。速筋は大きな力を短時間に発揮する筋肉で、瞬発力やパワーが必要な運動を行うときに活躍します。遅筋は長い間収縮することができるので持続的な運動を行うときに活躍します。したがって、無酸素運動では速筋が活躍し、有酸素運動では遅筋が活躍することになります。速筋は筋肉の盛り上がりや触ったときの硬さで判別できる体表の大きな筋肉であるアウターマッスル（表層筋）が多く、遅筋は見た目にはわかりにくい内側から体を支える体

図 42. おすすめの有酸素運動

全身を動かし、呼吸が苦しくない強さで行える運動

ウォーキング

ふだんよりも少し
歩幅を広めにとり、
リズミカルに歩く

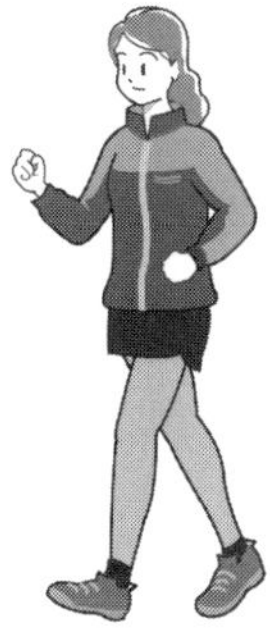

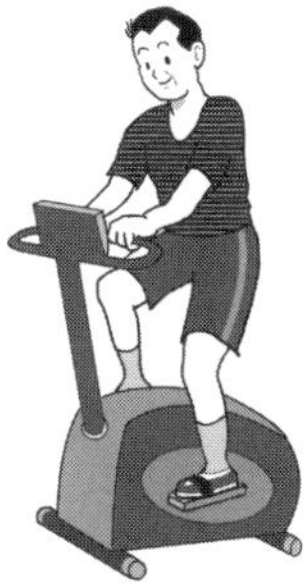

エアロビクス

ほかの有酸素運動より
ややハードなので、脂
肪燃焼には最適

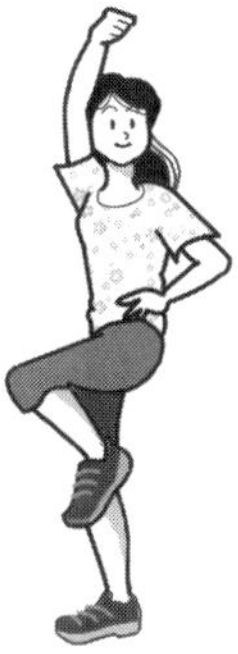

サイクリング
エアロバイク

太ももの大きな筋肉を
動かすので、脂肪燃焼
効果が高い

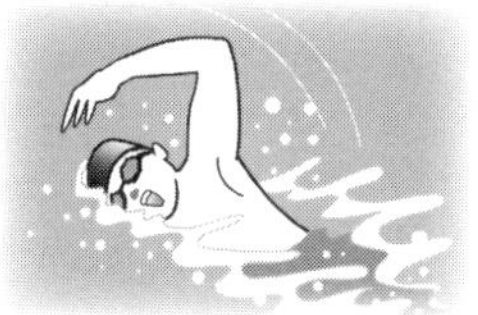

水泳

ひざや腰への負担が軽いので肥満
している人に向いている

有酸素運動は筋肉に弱い負荷がかかり続ける運動です。大きな疲労を感じることなく長時間続けられる運動です。ウォーキング、ジョギング、水泳、サイクリングなどが挙げられます。

の深い部分にある小さな筋肉であるインナーマッスル（深層筋）が多いといえます。

中高年者の認知症や脳卒中の予防には無酸素運動より有酸素運動が有効です。

中高年者が若い人と同じように筋トレなどの無酸素運動を行うと、経年劣化した速筋に負荷がかかりすぎて筋肉や腱の損傷や断裂を起こしかねず、強く気張ることにより血圧や脈拍の急上昇を招き、脳卒中や心臓発作を誘発する危険性さえあります。

これに対して有酸素運動は、様々な危険因子を改善し、認知症や脳卒中の予防効果が期待できます。適度な運動の継続は脂肪を燃焼して肥満を解消し、血圧、血糖、コレステロール、中性脂肪を低下させ、ストレス解消にも効果があります。

運動は週末だけに集中させず、できるだけ毎日、苦痛にならない程度に継続する必要があります。運動は脈拍数が1分間に１２０回（高齢者は１１０回）を超えない強度を目指してください。

身体活動は低強度、中強度、高強度に分類されます。低強度の身体活動は日常生活の中で基本動作として行われている通常活動です。中強度の身体活動はウォーキングやゴルフなどです。高強度の身体活動はジョギングやサイクリングなどです。ＷＨＯは認知症予防のため週当たり１５０分の中強度の有酸素運動、または週当たり75分の高強度の有酸素運動、または中強度と高強度を組み合わせた身体活動を推奨しています。また、米国心臓協会と米国脳卒中協会は脳卒中予防のため1日30分以上の中強度または高強度の身体活動を推奨しています。逆に、長期間ソファーに座ってテレビを見たり、机に座ってパソコンやスマホを操作したりするだけで身体活動をしないことは、認知症や脳卒中のリスクを高めることが知られています。

座っている時間が最も長いのは日本人だとの指摘もありますから、なおさら要注意ですね。

フレイルのリスク

加齢により筋力や活動が低下している状態をフレイル（英語のフレイルティーを略した和製英語）といいます。フレイルは虚弱高齢者のことです。要介護や要支援の危険が高い状態です。フレイルが進行すると寝たきりになってしまいます。

フレイルは、①活力低下、②交流頻度低下、③歩行速度低下（秒速1メートル以下）、④握力低下（男性30kg以下、女性20kg以下）、⑤体重減少（年間5kg以上）のうち1～2

項目が当てはまると予備軍と診断されます。

フレイルには①身体的フレイル、②精神的フレイル、③社会的フレイルの3つの構成要素があります。身体的フレイルにはサルコペニアやロコモティブシンドロームなどがあり、精神的フレイルにはうつ病や認知症などがあり、社会的フレイルには孤独や貧困などがあります。

サルコペニアとは、筋肉の量的な低下と機能的低下が起きた状態です。筋肉の量的低下を評価する方法として「指輪っかテスト」があります。

両手の親指と人指し指で輪を作りふくらはぎを囲めないようなら低危険度、丁度囲めるようなら中危険度、隙間ができるようなら高危険度です。機能的低下は、フレイル予備軍のところに記載した歩行速度と握力で評価します。

ロコモティブ・シンドローム（ロコモ）は、運動器の障害により要介護になるリスクの高い状態であり、日本整形外科学会が提唱しました。運動器とは、骨、軟骨、関節、筋肉、神経といった身体活動を可能にする器官です。ロコモの代表的疾患は膝関節や股関節などの変形性関節症、腰部や頸部の脊柱管狭窄症、骨粗しょう症や圧迫骨折などです。

ロコモは、①家の中でつまずいたり、すべったりしたことがある、②片足で立って靴下がはけない、③階段を上るのに手すりが必要である、④横断歩道を青信号で渡り切れない、⑤15分くらい続けて歩けない、⑥布団の上げ下ろしや掃除機の使用が困難である、⑦2kgぐらいの買い物をして持ち帰るのが困難である、の1つでもあるとロコモが疑われるとされています。ただし、私にとっては②は他の項目よりハードルが高いのですが、皆さんはいかがでしょうか?

新型コロナウイルスのパンデミックによりフレイルが増えていることが指摘されています。フレイルは転倒、骨折、寝たきりのリスクを高め、運動不活発を介して認知症や脳卒中のリスクを高めます。フレイルのもっとも大きな要因は筋肉の衰えであり、十分な蛋白質の摂取とともに定期的な運動によりサルコペニアの進行を予防することが大切です。

アンチ・エイジングとサクセスフル・エイジング

欧米の医学界で使われなくなった「アンチ・エイジング」

アンチ・エイジングを直訳すれば抗加齢という意味ですが、一般社会では老化に逆らって若返るというイメージで理解されているのではないでしょうか？　しかしながら、生物学的には加齢とともに老化してゆくのは生物であるからには必然であり、宿命でありま す。

よく健康食品の宣伝や健康番組で肌が若返るとか、血管が若返るという表現が使われていますが、人間のすべての臓器は年とともに確実に衰えていきますので、このような表現は医学的に正しいとはいえません。もし人間の臓器を若返らせることができれば不老長寿が実現し、その先には不老不死の世界に行き着くことになりますが、そうなったら世界はどうなってしまうでしょう？

アンチ・エイジングという言葉は老化への抵抗や拒否というネガティブな意味ではなく、加齢による衰えを遅くするという意味に用いられるべきです。老化に伴う肌のシミやたるみ、白髪や脱毛を健康や美容に留意して遅くすることはできても、いつまでも停止させることはできません。また、昔から「人は血管から老いる」といわれているように、危険因子を管理することにより動脈硬化の進行を遅くすることはできても停止することはできません。実際、欧米の医学界では、アンチ・エイジングという用語は適切さを欠くためほとんど用いられなくなりました。

新しい概念、天寿を全うする「サクセスフル・エイジング」

アンチ・エイジングの代わりに頻繁に用いられるようになったのがサクセスフル・エイジングという用語です。サクセスフル・エイジングはアメリカで生まれた言葉です。適当な和訳がないので、そのまま使われていますが、良い人生を過ごして天寿を全うするという意味です。医学的には、肉体的にも精神的にも健康な状態で、他人の介助を必要とせず年を重ねていくことと定義されます。したがって、サクセスフル・エイジングが実現できれば健康寿命を延伸することができます。最近亡くなられたエリザベス女王のように、サクセスフル・エイジングが最後に行き着く先が老衰であれば、もっとも幸せな人生の終わりかたといえるのではないでしょうか?

カナダからの報告によれば、認知機能が正常で、肉体的機能と心肺機能が保たれており、介護を必要とせず、精神疾患や内科的慢性疾患(冠動脈疾患、脳卒中、癌、糖尿病)がないことをサクセスフル・エイジングと定義した場合、禁煙、適量の飲酒、日常的運動、果物と野菜の日常的摂取を16年間実行すれば健康寿命も平均寿命も明らかに伸びることが実証されています。

第7章

最新の知見

ご自身やご家族が認知症や脳卒中を発症したときのために、日々アップデートされている最新のガイドランに基づく認知症と脳卒中の治療法を学びましょう。今後の発展が期待される有望な治療法も紹介します。

治療で治せる認知症

脳外科治療で治せる認知症がある

アルツハイマー病のような原因不明の変性疾患による認知症は現在までのところ根本的な治療法はありませんが、認知症の原因となる疾患を治療すれば認知症を治すことができる場合もあります。

脳外科治療で治る代表的な疾患として慢性硬膜下血腫と正常圧水頭症があります。これらの疾患は脳のＣＴやＭＲＩで診断できます。慢性硬膜下血腫《まんせいこうまくかけっしゅ》は、高齢者で軽度の頭部外傷によってできた血腫が脳を外側から圧迫して認知症を生じますが、頭蓋骨にドリルで穴を開けて脳の表面の血腫を吸引して排除すると認知症がよくなります。

正常圧水頭症は、脳の奥にある脳室に流れが悪くなってたまった髄液が脳を内側から圧迫して認知症を生じますが、シャントと呼ばれる管を造設して髄液を逃がしてやると認知症が改善します（図43）。

図 43. 正常圧水頭症に対する脳室腹腔シャント術

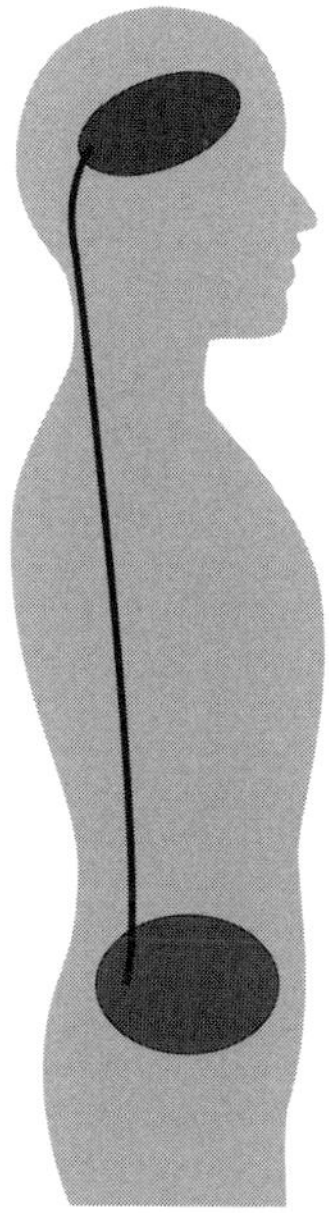

正常圧水頭症は、脳外科治療で治る認知症の代表的な疾患です。脳室腹腔シャント術は、チューブを通して過剰な髄液を腹腔内に排出させます。

ビタミンやホルモン欠乏による認知症に補充療法

ビタミンB群や葉酸などのビタミン欠乏症でも認知症を生じることがあります。大量飲酒や偏食によりビタミンＢ１が欠乏すると記憶障害が起こります。また、胃癌や胃潰瘍の手術で胃を切除した人はビタミンＢ12が吸収できなくなり認知機能が低下します。これらのビタミン欠乏症では、ビタミンを補充することにより認知症がよくなります。

下垂体、甲状腺、副腎などの病気によりホルモンが作られなくなっても認知症が起こりますが、これらの内分泌疾患ではホルモンを補充することにより認知機能が改善します。

また、てんかんに対する抗けいれん薬や、統合失調症、操病、せん妄などに対する抗精神薬は、脳の興奮を抑える作用があるため、過量投与により脳の働きが抑制されて認知機能が低下することがありますので、薬の減量や中止が必要になる場合があります。

中核症状と周辺症状の治療

中核症状には記憶障害、見当識障害、遂行機能障害が含まれ、認知症の進行を遅くする薬物療法が行われます。周辺症状は認知症に伴う行動・心理症状であり、薬に頼らない対策が優先されます。

薬物療法

アルツハイマー病の中核症状を改善する治療薬にはドネペジル（先発商品名アリセプト）、ガランタミン（先発商品名メマリー）、メマンチン（先発商品名メマリー）があります。また、貼り薬としてリバスチグミン（先発商品名イクセロン）があります。ドネペジル、ガランタミン、リバスチグミンは神経伝達物質であるアセチルコリンの分解酵素（コリンエステラーゼ）を阻害して認知機能を改善します。メマンチンはグルタミン酸受容体であるＮＭＤＡ（Ｎ‐メチル‐Ｄ‐アスパラギン酸）の過剰な活性化を阻害して認知機能を改善します。これらの薬剤は認知症を治す効果は期待できませんが、認知症の進行を遅くする効果があります。

軽症の場合にはドネペジルかガランタミンを服用し、効果が不十分な場合にはどちらかに切り替えます。中等症の場合にはメマンチンに切り替えます。重症の場合にはドネペジルかガランタミンとメマンチンを併用します。ドネペジルはレビー小体型認知症にも使用されています。コリンエステラーゼ阻害薬の副作用で頻度が高いのは吐き気、嘔吐、食欲不振、下痢などの消化器症状です。NMDA阻害薬で頻度の高い副作用は傾眠《けいみん》（はうとうとしていて睡眠に陥りやすい状態）、めまい、便秘、頭痛です。これらの副作用が出現したら減量や中止が必要になります。

認知症患者さんの尊厳を尊重したケア

周辺症状は、前述したようにBPSDと呼ばれるようになりました。BPSDとは認知症に伴う行動・心理症状を意味する用語です。行動症状には徘徊、多動、不潔行為、収集癖、暴言、暴力などがあります。心理症状には不安、焦燥、抑うつ、意欲低下、幻覚、妄想などがあります。

認知症患者さんのいる家族をもっとも困らせるのは、これらのBPSDです。しかしながら、BPSDへの対応は薬に頼らない対策がまず優先されます。認知症の方への対応の基本は「本人らしさを大切にする、本人の尊厳を尊重したケア」です。

認知症患者に人間らしく接してBPSDを和らげるために、①見つめる、②話しかける、③触れる、④寝たきりにしない、の4項目が提唱されています。目を見て話しかけ、手や背中に触れて、楽しい雰囲気、楽しい会話のできる環境作りを心がけてください。何度も同じ質問を繰り返すのは、すぐに忘れるためであり、本人にとっては初めて聞くことなのです。何度聞かれても初めてのつもりで話を合わせてください。

怒って興奮したときには気持ちが落ち着くように穏やかな声で話しかけ、怒りが収まるまで待つか、他のことに気を向けさせます。徘徊に対しては、徘徊の目的があるかないかを考えます。目的のある徘徊ならば、解決可能であれば、それに対応します。目的が不明ならば、一緒にしばらく歩いたり、付き添う時間を長くしたり、注意を他に向けたりしてみてください。徘徊が頻繁に起こるようであれば、衣服に名前と連絡先を書いたり、GPS（全地球測位システム）の携行を考えたりする必要があります。

不安や焦燥に対しては、言葉だけではなく、スキンタッチを活用して安心感を与えることが大切です。抑うつは、自信喪失や孤独感が根底にあるので、叱責や罵倒は抑うつを助長するだけなので厳に慎むべきです。幻視、幻聴に対しては、頭ごなしに否定せず、部屋を明るくしたり、見間違いの起こらないように室内環境を整えたりする工夫が必要です。妄想は、物盗られ妄想や嫉妬妄想などの被害妄想が多くみられますが、本人の思い込みが強いため言葉だけで納得させるのは難しいので、説得や否定よりも共感を優先させ、安心感を与えるように心がけ、注意を他に向けさせることも必要になります。とにかく、ＢＰＳＤには慌てず、騒がず、落ち着いて対応することが肝要です。

激越《げきえつ》（感情が高ぶって言動が荒々しくなること）、攻撃性、妄想、幻覚、抑うつ、錯乱、せん妄などのＢＰＳＤは認知症の薬を含めて服用中の薬剤で引き起こされることもあるので、関連が疑われる場合には服薬を中止する必要がありますが、あくまでも担当医の判断を仰いでください。薬以外の対策で手に負えない幻覚、妄想、焦燥、攻撃性に対しては、抑肝散《よくかんさん》（漢方薬）や気分安定薬の服用を検討する必要がありますので主治医や専門医にご相談ください。

これらの薬剤を服用しても制御できないような強い幻覚、妄想、不安に対してはリスペリドン（先発商品名リスパダール）、オランザピン（先発商品名ジプレキサ）、クエチアピン（先発商品名セロクエル）などの向精神薬を使うケースもありますが、眠気やふらつきなどの副作用も出やすいので、服薬する場合には担当医とともに慎重に経過を観察する必要があります。抑うつにはＳＳＲＩ（選択的セロトニン再取り込み阻害薬）や

SNRI（セロトニン・ノルアドレナリン再取り込み阻害薬）を使用する場合がありますが、やはり眠気やふらつきが起こりやすいので注意が必要です。これらの薬剤は副作用を防ぐため少量から開始します。また、併用禁止薬も多いので、添付文書などの医療情報を確認する必要もあります。

エチゾラム（先発商品名デパス）などのベンゾジアゼピン系の抗不安薬は、高齢者では転倒や認知機能低下のリスクが高まるため推奨されていません。不眠症には、ベンゾジアゼピン系が広く使われてきましたが、高齢者には避けるべきです。超短時間作用型の非ベンゾジアゼピン系の睡眠薬であるゾルピデム（先発商品名マイスリー）、ゾピクロン（先発商品名アモバン）、エスゾピクロン（先発商品名ルネスタ）などの使用は考慮してもよいとされています。ただし、漫然と長期間にわたり使用することは避けるべきです。

認知症治療の展望

アルツハイマー病は脳にアミロイドβという物質がたまって神経細胞が死んでしまうことにより発症する病気ですが、最近このアミロイドβを除去する治療薬が開発されました。現在使用されているコリンエステラーゼ阻害薬やＮＭＤＡ阻害薬による治療は神経細胞の働きを補って認知症の進行を遅くするだけの対症療法であり、認知症の進行を止める効果はありません。これに対して病気の原因に働きかける薬を疾患修飾薬《しっかんしゅうしょくやく》といいますが、アルツハイマー病にも疾患修飾薬が登場しました。

この薬はアミロイドβだけに結合して分解してしまうモノクローナル抗体という種類の薬です。アミロイドβに対する多くのモノクローナル抗体が開発されましたが、このうちのアデュカヌマブという抗体薬が一定の効果を示したことからアメリカでは使用が条件付きで迅速承認されました。ただし、抗体薬は非常に高価であり、注射で投与しなければならず、脳のむくみや出血も副作用として起こることが報告されており、アメリカでもあまり使用は広がっていません。そのような経緯から日本では承認が見送られましたが、別の抗体薬であるレカネマブが症状の悪化を27％抑えたという治験の結果が２０２２年９月28日メディアに公開されました（図44）。詳しい解析結果が報告された後、２０２３年になってアメリカで承認され、日本とＥＵでも承認申請が行われました。とはいっても、この治験はアミロイドβの蓄積が確認された軽度認知機能障害（ＭＣＩ）や軽症認知症の人を対象にしており、認知症がよくなったというわけではないので誤解

図 44. アルツハイマー病に対するレカネマブの効果

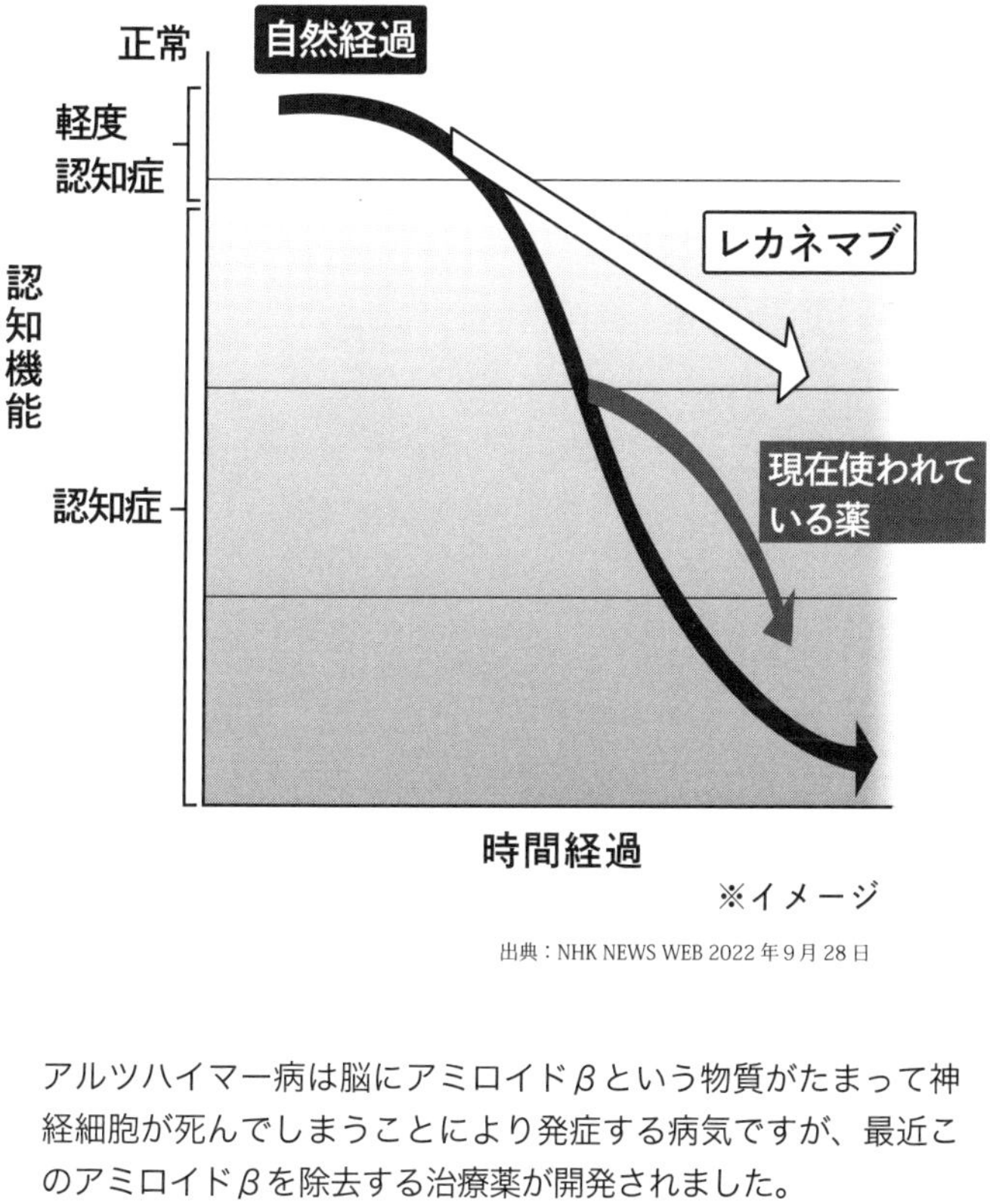

出典：NHK NEWS WEB 2022 年 9 月 28 日

アルツハイマー病は脳にアミロイドβという物質がたまって神経細胞が死んでしまうことにより発症する病気ですが、最近このアミロイドβを除去する治療薬が開発されました。

しないでいただきたいと思います。

今後の課題として、アミロイドPETによる対象疾患の診断体制の整備、有効性と安全性のバランスの妥当性、高価な薬剤に見合うだけの医療経済効果について盛んに議論されているところです。

脳卒中治療の最新知識

脳梗塞の治療

発症後4.5時間以内の脳梗塞にはアルテプラーゼという血栓溶解薬を点滴注射します。血栓溶解療法で血流が再開できないか、血栓溶解療法の適応がなく、発症後6時間以内であれば、脳血栓回収機器による血管内治療を考慮します。血栓回収療法は血栓溶解療法と併用する場合と、血栓溶解療法をスキップして単独で行う場合とがあります。機械的血栓回収療法は、動脈内に挿入したカテーテルの先端に付いた器具で血管を拡げながら血栓を体外に取り出す治療です。血栓回収療法は実施が可能であれば血栓溶解療法よりも有効な治療法ですが、脳の太い血管に詰まった血栓しか回収できず、脳の奥の細い血管に詰まった血栓を取り出すことはできません。

発症後48時間以内の脳梗塞やＴＩＡにはアスピリンの投与が強く推奨されています。また、日本では発症後48時間以内のアテローム血栓性脳梗塞に抗凝固薬のアルガトロバン、発症後５日以内の心臓に原因のない脳梗塞には抗血小板薬オザグレルが推奨されています。心房細動のような心疾患が原因ではなく、動脈に原因があると考えられる脳梗塞やＴＩＡの早期再発予防にはアスピリンとクロピドグレルの二剤併用療法が推奨されています。ただし、この二剤併用療法は長く続けると出血のリスクが高まりますので発症後３週間までにとどめた方がよいとされています。

また、日本では発症後48時間以内の脳梗塞には脳保護薬のエダラボンが推奨されています。高度の頸動脈狭窄による脳梗塞急性期には頸動脈内膜剥離術や頸動脈ステント留置術を考慮する必要があります。

脳梗塞の再発予防には危険因子の厳格な管理と抗血栓療法が必要です（図45）。心疾患が原因でない非心原性脳梗塞やＴＩＡの再発予防には抗血小板薬が使われており、アスピリン、クロピドグレル、シロスタゾールのいずれかを服用します。長期間にわたる抗血小板薬の二剤併用療法は出血合併症のリスクが上昇するので推奨できませんが、太い動脈に狭窄がある場合や複数の危険因子がある場合にはシロスタゾールを用いた併用療法がアスピリンやクロピドグレルの単剤療法よりも出血リスクを増やさずに長期にわたる再発予防効果に優れていることを最近私たちは報告しました。ただし、シロスタゾールは頭痛や頻脈が起こりやすいので注意が必要です。

心疾患が原因となる心原性脳塞栓症の再発予防には抗血小板薬は無効であり、抗凝固薬を服用する必要があり、ワルファリンが用いられてきました。ワルファリンは毎回血液凝固検査を行って服用量を調節する必要があり、食品や他の薬剤との相互作用に注意が必要であり、ビタミンKを多く含む納豆や緑黄色野菜の摂取を制限する必要がありま す。そのため、原因となる心疾患が心房細動の場合には、最近は血液凝固検査で服用量を調節する必要がなく、食品のビタミンK含有量を気にする必要もない直接作用型経口抗凝固薬（DOACまたはNOAC）が用いられることが多くなりました。DOAC（NOAC）にはトロンビン阻害薬のダビガトラン（商品名プラザキサ）やXa因子阻害薬のリバーロキサバン（商品名イグザレルト）、アピキサバン（商品名エリキュース）、エドキサバン（商品名リクシアナ）があります。

図 45. 脳梗塞の再発予防対策

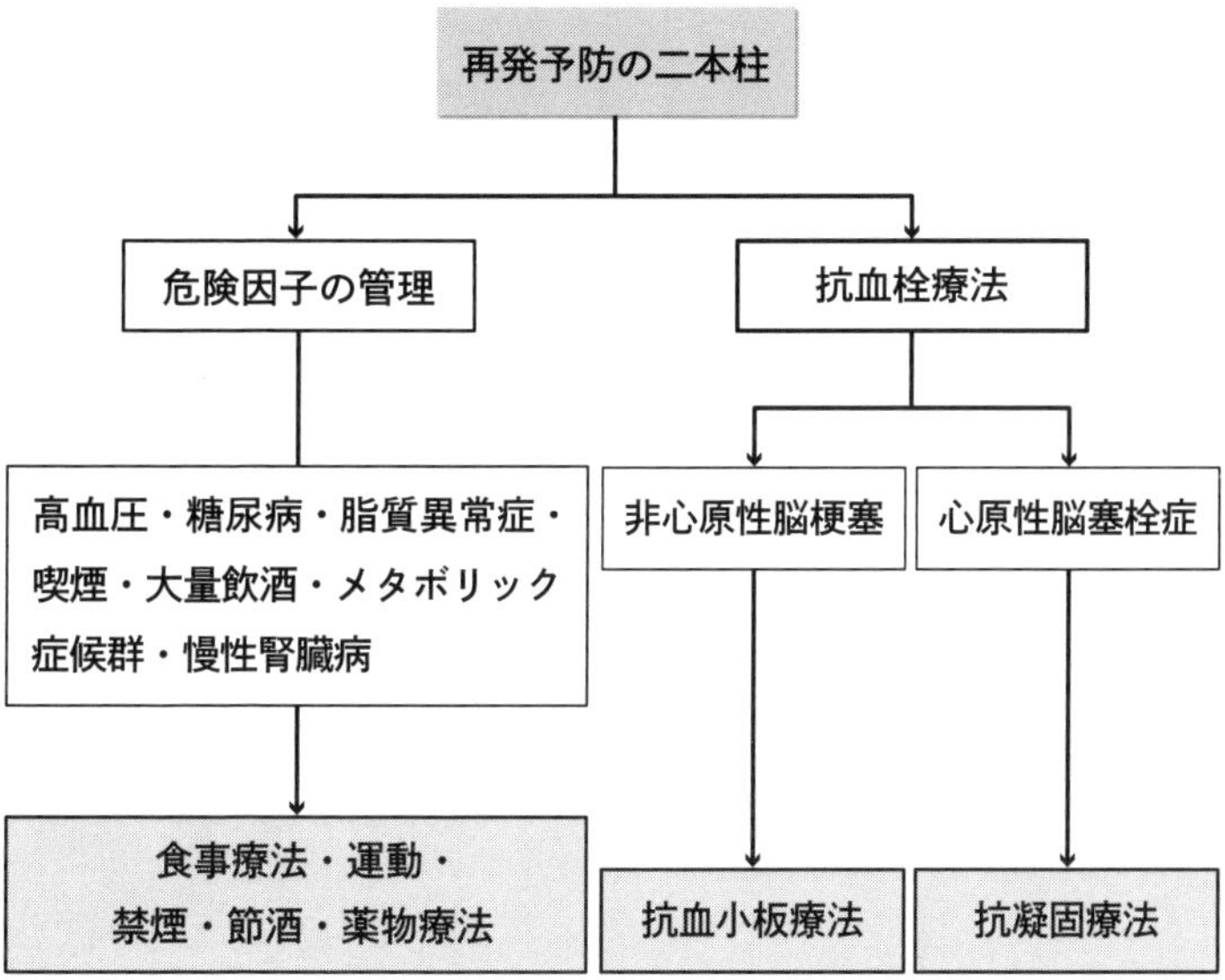

出典：内山真一郎：第 33 回内科学の展望. 日内会誌 2007;95:420-5

脳梗塞の再発予防には血圧管理がきわめて重要であり、少なくとも140/90mmHg未満を降圧目標としますが、抗血栓薬（抗血小板薬や抗凝固薬）を内服している場合には脳出血のリスクを小さくするため130/80mmHg未満が望ましいとされています。糖尿病の患者さんでは血糖管理が基本となりますが、トータルリスク・マネージメントといって血圧と脂質管理を同時に行うことが重要です。悪玉コレステロール（ＬＤＬ）が多い患者さんはスタチンを服用する必要があります。喫煙者は禁煙が必須であり、大量飲酒者には節酒や断酒が推奨されます。メタボの患者さんは食事療法と運動療法による体重管理が基本となります。

脳出血の治療

脳出血の急性期には収縮期血圧（上の血圧）を140mmHg未満に降圧する必要があります。最大径３㎝以上の小脳出血で神経症状の悪化、脳幹の圧迫、水頭症の合併がある場合には外科治療を考慮しますが、血腫量10ml未満の小さな出血や深い昏睡状態の場合には血腫除去術の適応はありません。抗血栓療法に伴う脳出血では抗血栓薬を直ちに中止します。ワルファリン内服例ではビタミンKによる中和が行われてきましたが、血液凝固抑制状態の迅速な正常化にはプロトロンビン複合体（PCC）製剤が有効です。DOAC（NOAC）に伴う脳出血にもPCCが用いられますが、ダビガトランには中和薬（イダルシズマブ）が開発されて使用されています。また、Xa因子阻害薬の中和薬としてアンデキサネット・アルファ（商品名オンデキサ）も2022年5月に発売されました。

高血圧性脳出血の再発予防には血圧の厳格な管理が必要であり、少なくとも140/90mmHg未満に、可能であれば130/80mmHg未満に降圧します。けいれんを合併した場合には抗けいれん薬で治療する必要がありますが、急性期からの予防的投与の継続は推奨できないとされています。

くも膜下出血の治療

急性期での再出血の予防には十分な鎮痛、鎮静、降圧が必要です。脳内血腫や急性水頭症の合併例では外科的処置を必要とする場合があります。

破裂した脳動脈瘤では再出血を予防するため外科的治療（クリッピング術）や血管内治療（コイル塞栓《そくせん》術やフローダイバーター留置術）が行われます（図31）。

重症でない場合には早期（72時間以内）に予防的処置を行い、重症例では年齢と部位を考慮して予防処置の適否を判断することになります。早期手術の際には脳槽《のうそう》ドレナージを留置して脳槽内血腫の早期除去を行います。

保存的治療としては電解質管理（特に低ナトリウム血症の管理）、呼吸循環管理、栄養管理が必要となります。慢性期に水頭症が発生した場合にはシャント術を行います。

脳卒中のリハビリテーション

発症直後から、急性期、回復期、維持期にわたって一貫した流れ（シームレス）でリハビリテーション（リハ）を行う必要があります。

急性期には廃用症候群を予防し、発症後早期から積極的なリハを行います。廃用症候群とは、寝たきり状態が長期間継続することにより生じる身体の変化であり、筋萎縮、関節拘縮、褥瘡《じょくそう》、骨粗しょう症、起立性低血圧、誤嚥《ごえん》性《せい》肺炎、尿路結石などが生じますが、認知症もその一つです。

早期リハには早期座位・立位、装具を用いた早期歩行訓練、摂食・嚥下訓練、セルフケア訓練が含まれます。早期リハに引き続き、専門的かつ集中的な回復期リハを行います。回復期には薬物療法、理学療法、作業療法、言語聴覚療法、手術療法などを必要に応じて実施します。維持期には訪問リハ、外来リハ、地域リハなどを利用して筋力、体力、歩行能力の維持を目指します。リハを行わない日にも自主的にトレーニングを継続する心構えが必要です。家族は面倒を見すぎることなく、できることはなるべく自分でするように励ますことも大切です。

今後の展望

病気や怪我で機能が失われた臓器や組織を、患者さんの体外で培養した細胞などで修復し、機能を取り戻す再生医療が脳梗塞にも試みられるようになりました。脳梗塞に対する再生医療は、神経の元になる細胞を使用して、脳神経の再生を目指す治療です。脳卒中の再生医療は脳血管ではなく脳組織を標的にしており、死にかかった脳組織を救命するのではなく、生き残った脳組織の再生を促すことを目的としています。

神経の元になる細胞を神経幹細胞といい、この幹細胞を急性期に点滴注射して脳梗塞からの回復を目指す臨床試験（治験）が行われています。今後脳梗塞に対する再生医療の有効性と安全性が証明され、脳梗塞の後遺症で悩む多くの患者さんに光明を与える治療法になればと期待しています。

脳卒中後遺症に対するリハビリテーション（リハ）にロボット工学を応用する試みも盛んになってきました。日本で開発されたＨＡＬというロボット装具を装着して歩行運動訓練を行うサイバニクス療法が普及しつつあり、さまざまな運動学習のプログラムが検討されています。経頭蓋磁気刺激療法《けいとうがいじきしげきほう》（ＴＭＳ）をリハに併用して機能回復効果を高める試みも行われています。ＴＭＳは、刺激したい大脳部位の表面に刺激コイルをあてて頭皮表面から磁気刺激を与える治療法です。

ただし、これらの、リハに併用する新しい治療法は、多数例での無治療（リハのみ）との比較試験のエビデンスがまだ十分ではないため、広く普及するには至っていません。

おわりに

病気や健康に関しては無数の情報が氾濫しています。ある病気のことを知りたければＳＮＳ（ソーシャル・ネットワーキング・サービス）を利用して検索すれば、あっという間に情報が得られる時代になりました。また、ＳＮＳの利用が苦手な高齢者でもテレビや週刊誌には病気や健康に関する番組や記事が溢れています。しかしながら、これらの情報が正しいか、信頼できるかという判断は一般の方々には必ずしも容易ではないでしょう。

病気のリスクや予防法は科学的根拠に基づいて評価されるべきですが、残念ながら非常に多くの情報は科学的根拠のないまま垂れ流されています。病気のリスクや予防法は多数の健康人や患者さんを対象に長期間にわたって調査し、詳細な統計解析を行って初めて確かなものとなるのです。

このようにして得られた結果は、査読と呼ばれる専門家達の厳しい審査を通過して国際的な権威のある学術雑誌に採択され、公表されることになります。そして、各国のガイドラインや、ＷＨＯやＮＩＨのような公的機関は、これらエビデンスレベルの高い発表論文の結果に基づいて信頼できる情報を発信しています。冒頭にも述べましたが、本書では、このようなプロセスを経て立証された情報だけを紹介しており、クオリティーの低い情報や科学的根拠のない民間療法には一切触れておりません。

本書が、認知症や脳卒中の危険因子や予防法を正しく理解していただくことにお役に立てたのであれば幸いです。読者の皆さんやご家族が、これらの予防法を実践することにより健康長寿を享受して楽しい毎日を1日でも長く続けられることを願っています。

令和五年三月

内山真一郎

著者紹介

内山 真一郎（うちやま しんいちろう）

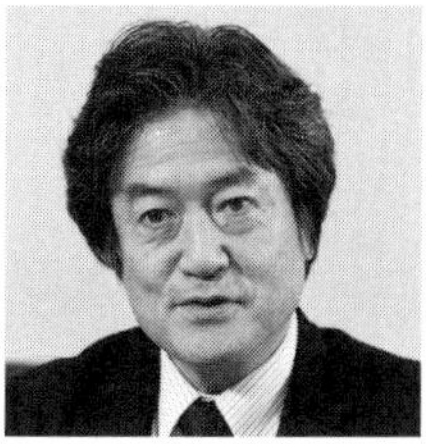

国際医療福祉大学臨床医学研究センター教授
山王メディカルセンター脳血管センター長
東京女子医科大学名誉教授

脳卒中診療の第一人者であると同時に、関連学会の理事、学会長といった要職を歴任。2004年に脳梗塞で倒れた長嶋茂雄氏の主治医でもあった。
近年脳卒中だけでなく、血管病としての認知症の予防や啓発活動にも力を入れている。

≪略歴≫
北海道大学医学部卒業、米国メイヨークリニック留学、東京女子医科大学神経内科主任教授を経て、現在国際医療福祉大学臨床医学研究センター教授・山王メディカルセンター脳血管センター長・東京女子医科大学名誉教授。米国心臓協会脳卒中評議会・欧州脳卒中機構・日本脳血管認知症学会・NPO法人臨床研究適正評価教育機構評議員。独立行政法人医薬品医療機器総合機構専門委員。米国脳卒中協会機関誌Strokeなど多くの国際誌の編集委員。日本脳ドック学会・日本脳神経超音波学会・日本脳卒中学会・日本血栓止血学会・アジア太平洋脳卒中学会・日本脳血管認知症学会会長を歴任。日本神経学会認定医・指導医、日本脳卒中学会認定専門医。Best Doctors in Japan 2022-2023に選出。

≪著書≫
『名医の図解 脳梗塞の予防・治療と生活のしかた』（主婦と生活社）、『脳梗塞の予防がよくわかる最新知識』（日東書院）、『脳卒中にならない、負けない生き方』（サンマーク出版）、『働き盛りを襲う脳梗塞』（小学館新書）、『脳卒中　見逃さない、あきらめない（別冊NHKきょうの健康）』（NHK出版）など多数。

認知症と脳卒中は同時に予防できる

2023年3月12日　初版第1刷発行

著　者　内山 真一郎

発行者　山口 春嶽

発行所　桜の花出版株式会社
〒194-0021　東京都町田市中町1-12-16-401
電話 042-785-4442

発売元　株式会社星雲社（共同出版社・流通責任出版社）
〒112-0005　東京都文京区水道1-3-30
電話 03-3868-3275

印刷・製本　株式会社シナノ

ISBN 978-4-434-31834-4　C0077

本文イラスト：かざみん
カバーイラスト：barks / PIXTA